Stiftung Münch (Hrsg.)
Die elektronische Patientenakte

Die elektronische Patientenakte

Fundament einer effektiven und effizienten Gesundheitsversorgung

Herausgegeben von

Stiftung Münch

von
Univ.-Prof. Dr. Volker E. Amelung
Sebastian Binder, M.Sc.
Dr. Nick Bertram, MPH
Daniela P. Chase, M.Sc.
Dominika Urbanski, M.Sc.

medhochzwei

Bibliografische Informationen der Deutschen Nationalbibliothek

Die Deutsche Nationalbibliothek verzeichnet diese Publikation in der Deutschen Nationalbibliografie; detaillierte bibliografische Daten sind im Internet über http://dnb.d-nb.de abrufbar.

Bei der Herstellung des Werkes haben wir uns zukunftsbewusst für umweltverträgliche und wiederverwertbare Materialien entschieden.

Der Inhalt ist auf elementar chlorfreiem Papier gedruckt.

ISBN 978-3-86216-331-1

© 2017 medhochzwei Verlag GmbH, Heidelberg

www.medhochzwei-verlag.de

Dieses Werk, einschließlich aller seiner Teile, ist urheberrechtlich geschützt. Jede Verwertung außerhalb der engen Grenzen des Urheberrechtsgesetzes ist ohne Zustimmung des Verlages unzulässig und strafbar. Dies gilt insbesondere für Vervielfältigungen, Übersetzungen, Mikroverfilmungen und die Einspeicherung und Verarbeitung in elektronischen Systemen. Alle Informationen wurden seitens inav mit größter Sorgfalt recherchiert und nach bestem Wissen zusammengestellt. Für den Inhalt kann dennoch keine Haftung übernommen werden.

Satz: Reemers Publishing Services GmbH, Krefeld
Umschlaggestaltung: CUBE werbeagentur gmbh
Druck: Kessler Druck + Medien GmbH & Co. KG

Inhaltsverzeichnis

Vorwort IX

Abkürzungsverzeichnis XI

1 Von der Karteikarte zur elektronischen Patientenakte 1
   1.1 Notwendigkeit einer elektronischen Patientenakte 1
   1.2 Potenziale, Restriktionen und mögliche Bandbreite einer elektronischen Patientenakte 4
   1.3 Die elektronische Patientenakte in Deutschland – Eine kurze Geschichte des Scheiterns 8
   1.4 Begriffsvielfalt rund um die elektronische Patientenakte 9

2 Internationale Evidenzlage zur elektronischen Patientenakte 13
   2.1 Ziel und Methodik der Literaturrecherche 13
   2.2 Effekte elektronischer Patientenakten auf die Versorgung 14
      2.2.1 Elektronische Patientenakten: Grundlage für Health Information Technology 14
      2.2.2 Die elektronische Patientenakte als klinisches Tool 18
      2.2.3 Health Information Exchange – Austausch von Gesundheitsdaten 21
      2.2.4 Einbindung des Patienten über Patientenportale und Personal Health Records 24
   2.3 Faktoren der Implementierung elektronischer Patientenakten... 28
   2.4 Diskussion der Evidenzlage 30

3 Case Studies 35
   3.1 Dänemark 35
      3.1.1 Dänemark auf einen Blick 35
      3.1.2 Entwicklungsgeschichte der ePA – von Insellösungen zum nationalen Portal 36
      3.1.3 Status quo: Die ePA in der Versorgungspraxis 38
         3.1.3.1 Funktionalität 38
         3.1.3.2 Technologie und Datenschutz 41
         3.1.3.3 Finanzierung und Organisation 42
         3.1.3.4 Patientennutzen 43

	3.1.4	Evaluation	44
	3.1.5	Weitere Entwicklung	45
	3.1.6	Fazit	46
3.2	Israel		47
	3.2.1	Israel auf einen Blick	48
	3.2.2	Entwicklungsgeschichte der ePA – von einer Clalit-Lösung zum nationalen Netzwerk	48
	3.2.3	Status quo: Die ePA in der Versorgungspraxis	51
		3.2.3.1 Funktionalität	51
		3.2.3.2 Technologie und Datenschutz	52
		3.2.3.3 Finanzierung und Organisation	52
		3.2.3.4 Patientennutzen	53
	3.2.4	Evaluation	54
	3.2.5	Weitere Entwicklung	55
	3.2.6	Fazit	55
3.3	USA		56
	3.3.1	Die USA auf einen Blick	56
	3.3.2	Entwicklungsgeschichte der ePA – die sinnhafte Nutzung der ePA, im Gesetz und in der Praxis	58
	3.3.3	Status quo: die ePA in der Versorgungspraxis bei Kaiser Permanente	59
		3.3.3.1 Funktionalität	60
		3.3.3.2 Technologie und Datenschutz	63
		3.3.3.3 Finanzierung und Organisation	63
		3.3.3.4 Patientennutzen	64
	3.3.4	Evaluation	66
	3.3.5	Weitere Entwicklung	67
	3.3.6	Fazit	68
3.4	Österreich		69
	3.4.1	Österreich auf einen Blick	69
	3.4.2	Entwicklungsgeschichte der ePA – Über den „Zugangsschlüssel" e-card zur ELGA	70
	3.4.3	Status quo: Die ePA in der Versorgungspraxis	71
		3.4.3.1 Funktionalität	71
		3.4.3.2 Technologie und Datenschutz	73
		3.4.3.3 Finanzierung und Organisation	74
		3.4.3.4 Patientennutzen	74
	3.4.4	Evaluation	76
	3.4.5	Weitere Entwicklung	77
	3.4.6	Fazit	78
3.5	Apple		79
	3.5.1	Apple als Akteur im Gesundheitswesen	79
	3.5.2	Apple-Produkte in der Versorgungspraxis	82
		3.5.2.1 Funktionalität	82

	3.5.2.2 Patientennutzen	84
	3.5.2.3 Evaluation	85
3.5.3	Fazit	85
3.6 Google		86
3.6.1	Google als Akteur im Gesundheitswesen	87
3.6.2	Google-Produkte in der Versorgungspraxis	87
	3.6.2.1 Funktionalität	87
	3.6.2.2 Patientennutzen	89
	3.6.2.3 Evaluation	90
3.6.3	Fazit	91

4 European Scorecard zum Stand der Implementierung der elektronischen Patientenakte auf nationaler Ebene 93
   4.1 Teilkategorien, Indikatoren und Scoring der European Scorecard   93
   4.2 Länder und Bewertung 95
   4.3 Diskussion der Ergebnisse 100

5 Abgeleitete Handlungsempfehlungen für Deutschland 101

Literatur 105

Anhang 117
   Anhang 1: Liste der Gesprächspartner der Expertengespräche 117
   Anhang 2: Strukturdaten der Länder der Case Studies 118

Die Autoren 121

Vorwort

Während heutzutage die meisten Menschen ihre Bankgeschäfte längst von zu Hause aus erledigen, Reisetickets buchen und routinemäßig über das Internet einkaufen oder Dienstleistungen abrufen, befindet sich das deutsche Gesundheitswesen überwiegend noch im Zeitalter des Buchdrucks. Viele Vorgänge in Arztpraxen und in Krankenhäusern werden noch handschriftlich in Papierform erfasst. Auch Rezepte werden in Papierform ausgestellt. Der Impfstatus ist nicht immer bekannt, sondern muss oft erst in alten Akten – sofern sie auffindbar sind – recherchiert werden. Das gleiche gilt für „Bonusheftchen". Zumeist liegen wichtige Informationen über Patienten nicht zentral vor, sondern müssen bei jedem Arztwechsel oder Krankenhausbesuch neu aufgenommen werden – oftmals müssen dafür sogar Untersuchungen erneut durchgeführt werden. Ein chronischer kranker Patient wird so zum Meister des Erzählens seiner Leidensgeschichte. Gerade bei älteren und mehrfach erkrankten Menschen wird dies zu einer Herausforderung. Wer etwas dabei vergisst, ist selbst schuld.

Wie einfach wäre es, wenn sämtliche relevanten Gesundheitsdaten eines Patienten in elektronischer Form und an einer Stelle zusammengeführt vorlägen? Nicht nur im Notfall und gerade, wenn der Patient nicht ansprechbar ist, wäre dies hilfreich für die Behandlung, sondern in einzelnen Fällen wäre es vielleicht sogar lebensrettend. Eine konsistente Übersicht über alle Arzneimittel, die ein Patient zu sich nehmen soll, könnte außerdem Unverträglichkeiten offenbaren. Und natürlich wäre es am Ende möglich, genauer zu schauen, welche Behandlungen zu welchen Ergebnissen geführt haben. Transparenz ist der erste Schritt zur Verbesserung des Bestehenden.

Oder ist es gerade diese mögliche Transparenz, die manchen Leistungserbringern Angst macht? Denn sie lässt schon lange auf sich warten. Im Jahr 2003 wurde beschlossen, in Deutschland eine elektronische Gesundheitskarte einzuführen samt einer Telematik-Infrastruktur zum sicheren Austausch von Daten. Bis 2016 ist diesbezüglich nicht viel passiert – außer stetigen Verzögerungen, die selbst dem Berliner Flughafenneunbau zur Ehre gereichen. Liegt es am mangelnden Willen oder am mangelnden technischen Know-how? Ist Deutschland diesbezüglich noch ein Entwicklungsland oder beschränkt die Technik überall auf der Welt die effektive Implementierung einer elektronischen Patientenakte (ePA)? Ist der Datenschutz eine zusätzliche Hürde oder gar nur ein Alibi?

Die Stiftung Münch hat sich 2016 dazu entschlossen, diesen Fragen auf den Grund zu gehen: Wie steht es um die Einführung einer ePA in anderen Ländern? Welche

Vorwort

Erfahrungen wurden dort gemacht? Was lässt sich daraus für Deutschland lernen? Wie schneidet Deutschland bei der Entwicklung der ePA im Vergleich zu anderen europäischen Ländern ab? Wer besetzt die Spitzenpositionen? Das Institut für angewandte Versorgungsforschung (inav) unter Leitung von Prof. Dr. Volker Amelung hat sich diesen Fragen im Auftrag der Stiftung Münch angenommen und eine umfassende Studie mit breitem Literaturüberblick, ausgewählten detaillierten Länderanalysen sowie einer European Score Card erstellt. Die Score Card wertet 20 europäische Länder aus und zeigt erstmals, wo die einzelnen Länder bei der Implementierung der ePA stehen.

Wir danken den Autoren der Studie für die hervorragende Aufbereitung und die fundierte Beurteilung des Entwicklungsstands der ePA in den ausgewählten Ländern. Den Lesern wünschen wir viel Freude und Erkenntnisgewinn bei der Lektüre.

München, im November 2016   Stephan Holzinger und Boris Augurzky

Abkürzungsverzeichnis

App	Applikation (Anwendungssoftware)
ADE	Adverse Drug Events
Arge	Arbeitsgemeinschaft
ASTM	American Society for Testing and Materials
BKK	Betriebskrankenkassen
BMGF	Bundesministerium für Gesundheit und Frauen (Österreich)
BZgA	Bundeszentrale für gesundheitliche Aufklärung
CCR	Continuity of Care Record
CDA	Clinical Document Architecture
eGK	elektronische Gesundheitskarte
ELGA	elektronische Gesundheitsakte
ePa	elektronische Patientenakte
FTP	File Transfer Protocol
GDA	Gesundheitsdiensteanbieter
GKK	Gebietskrankenkasse
GTelG	Gesundheitstelematikgesetz
Health IT	Health Information Technology
HIE	Health Information Exchange
HIV	Humanes Immundefizienz-Virus
HL7	Health Level 7
HMO	Health Maintenance Organization
ICD	International Statistical Classification of Diseases and Related Health Problems
IMS	Intercontinental Marketing Services
ISMS	Information Security Management System
KIS	Krankenhausinformationssystem
KP	Kaiser Permanente
MPG	Medizinproduktegesetz
NQMP	National Quality Measures Programme
NII	National Insurance Institute Israel (Bituah Leumi)
OECD	Organisation for Economic Co-operation and Development
OTC	Over The Counter
PACS	Picture Archiving and Communication Systems
PVS	Praxisverwaltungssystem
RCT	Randomiserte kontrollierte Studie
SMR	Shared Medication Record

Abkürzungsverzeichnis

TI   Telematikinfrastruktur
XML   Extensible Markup Language
ZPI   zentraler Patientenindex

1 Von der Karteikarte zur elektronischen Patientenakte[1]
1.1 Notwendigkeit einer elektronischen Patientenakte

Die Effektivität und Effizienz der Versorgung zu steigern – das ist Sinn und Zweck einer elektronischen Patientenakte (ePA). Es wird kaum mehr in Frage gestellt, ob die ePA dies leisten kann und ob diese notwendig ist. Mehr und mehr beschäftigt man sich mit Fragestellungen, die die Implementierung betreffen. Gründe für den erhöhten Bedarf einer vernetzten Kommunikation und Koordination durch eine ePA leuchten ein – betrachtet man z. B. die Zunahme an chronisch Erkrankten oder an multimorbiden Personen. In einer alternden Bevölkerung wie der deutschen, in der jeder Zweite ab dem Alter von 65 Jahren mindestens unter einer chronischen Erkrankung leidet und deshalb häufig auf eine Vielzahl an Medikamenten zurückgreifen muss, ist eine ePA für eine sinnvowll koordinierte, sektorenübergreifende Versorgung unabdingbar (Nowossadeck, 2012).

Dennoch erweist sich der Eingang der ePA in das deutsche Gesundheitswesen als überaus komplex. Derzeit tragen Patienten in Deutschland weder aktuelle noch vergangene gesundheitsbezogene Daten über die elektronische Gesundheitskarte (eGK) bei sich, die für eine optimale Entscheidungsfindung im medizinischen Kontext Voraussetzung wären. Ob der Impfausweis, der Organspendeausweis, sonstige Notfallkarten (z. B. Bluterausweis, Defibrillator-Ausweis) oder auch nur das Bonusheft für den Zahnarzt mitgeführt werden, ist eine individuelle Entscheidung und vermutlich meistens nicht der Fall. Eine ePA könnte all dies vereinfachen und ist in vielen – zu Deutschland strukturähnlichen – Ländern bereits implementiert und überaus etabliert.

Doch warum tut sich Deutschland in dieser Veränderung so schwer? In welchem Ausmaß unterscheiden sich ePA-Vorzeigeländer wie Dänemark oder Israel von Deutschland?

Um auf nationaler Ebene eine ePA einzuführen, sind verschiedene Voraussetzungen zu erfüllen. Dies bedeutet nicht nur für Deutschland, sondern für viele Länder eine große Herausforderung: In der Essenz bedarf es einer Triage des Wollens, Könnens und Dürfens. Die Implikationen sollen im Folgenden kurz erläutert werden:

---

[1] Aus Gründen der Lesbarkeit wird auf eine geschlechtsspezifische Differenzierung, z. B. PatientInnen, verzichtet. Entsprechende Begriffe gelten im Sinne der Gleichbehandlung für beide Geschlechter.

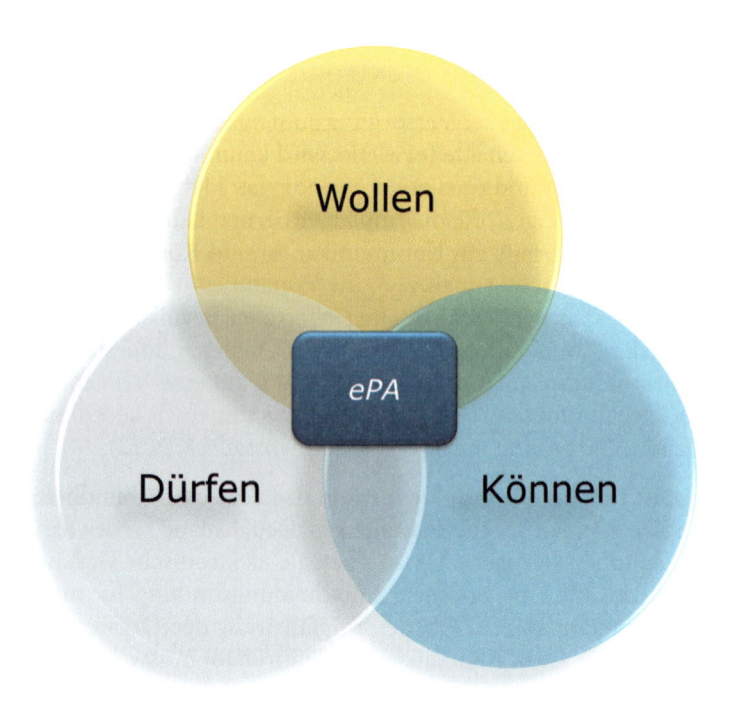

Abb. 1: Dimensionen einer erfolgreichen nationalen Implementierung der ePA
Quelle: Eigene Darstellung.

Dürfen:

Die Grundvoraussetzung für eine nationale ePA ist ein rechtlicher Rahmen, der Verantwortlichkeiten für die Umsetzung als auch dem Datenschutz Rechnung tragen muss (Europäische Kommission, 2014b). In Deutschland schafft § 291 SGB V diesen Rahmen für die eGK als Versicherungsnachweis. Die fortfolgenden Paragrafen kümmern sich wiederum um die Telematikinfrastruktur (TI) sowie die Gesellschaft für Telematik. Es wird innerhalb dieser Paragrafen auf das Bundesdatenschutzgesetz verwiesen.

Insofern kann dieser Aspekt nicht für die Situation in Deutschland als Begründung herangezogen werden.

Können:

Es werden integrierte Systeme benötigt, die offen für eine Zusammenarbeit zwischen den Sektoren sind (eHealth stakeholder group, 2013). Auf infrastruktureller Seite ist die Entwicklung technischer Standards, die untereinander interoperabel sind, eine der größten Herausforderungen. Ziel ist es, proprietären Lösungen zu entgehen und eine gemeinsame, Setting-übergreifende ePA zu schaffen (OECD, 2013b).

In Deutschland wird die Grundstruktur einer „Datenautobahn" – die TI– durch die gematik (Gesellschaft für Telematikanwendungen der Gesundheitskarte mbH) geschaffen. Diese Plattform (TI) entspricht nicht den neuesten technischen Entwicklungen und wird künftig nur eingeschränkt „mobil" im Sinne des Zugangs über Smartphones arbeiten können. Unterschiedliche Akteure wie Krankenkassen oder die Privatwirtschaft entwickeln dafür parallel zur gematik proprietäre Lösungen.

Auch das Können kann nicht generell als Begründung herangezogen werden.

Wollen:

Damit die ePA-Lösung entsprechende Qualitätsverbesserungen in der Versorgung hervorrufen kann, ist es unabdingbar, die Bereitschaft sämtlicher Akteure, nämlich Leistungserbringer, Leistungsfinanzierer und lokale Schnittstellen in der gesundheitlichen Versorgung, sich an diesem Vorhaben zu beteiligen, zu gewinnen (OECD, 2013b).

Leider ist das Interesse der einzelnen Akteure in Deutschland sehr heterogen. Es gibt Vorreiter, die sich seit Jahren digital aufstellen und auch vernetzen möchten bis hin zu Akteuren, die Digitalisierungsprozesse aktiv verhindern. Vor allem die erhöhte Transparenz wird nicht von allen gleichermaßen geschätzt. Es gibt auch Akteure, die ein erhebliches Interesse am Erhalten des Status quo haben. Die Angst vor dem „gläsernen Leistungserbringer", die verstärkte Möglichkeit des Benchmarkings und das – zumindest partielle – Auseinanderfallen von Aufwand und Nutzen sind einige der Gründe für diese eher ablehnende Haltung.

Vor diesem Hintergrund dürfte das „Nicht-Wollen" – oder zumindest das „Nicht-Forcieren" der zügigen Umsetzung – das dominante Kriterium darstellen.

Hauptziel der vorliegenden Studie ist es, dem Leser einen umfassenden Überblick über Grundlagen und Evidenzlage der ePA zu gewähren sowie anhand anschaulicher Beispiele die Umsetzung der ePA in ausgewählten Ländern, die im Implementierungsprozess der ePA viel weiter fortgeschritten sind als Deutschland, aufzuzeigen. Aus dieser umfassenden Betrachtung der ePA sollen mögliche Lerneffekte für das Fortschreiten der ePA in Deutschland identifiziert werden. Die vorliegende Studie gründet auf Literaturrecherchen und Hintergrundgesprächen mit ausgewiesenen Experten im Bereich der ePA. Die Liste der Gesprächspartner ist als Anhang 1 beigefügt. Es handelt sich nicht um eine Technologiestudie – im Vordergrund stehen vielmehr gesundheitspolitische und systemorientierte Fragestellungen.

1.2 Potenziale, Restriktionen und mögliche Bandbreite einer elektronischen Patientenakte

Ganz grundsätzlich erlaubt die ePA – je nach Ausgestaltung – ein breites Anwendungsspektrum für Leistungserbringer, Patienten und Krankenkassen. An dieser Stelle sollen ganz generell Potenziale und Restriktionen, die im Kontext der ePA bestehen, beschrieben werden, ohne auf technologische Fragestellungen tiefer einzugehen. Abschließend wird außerdem die Bandbreite möglicher Funktionen und Komponenten dargestellt.

Potenziale einer ePA

Verbesserter Umgang und effizientere Arbeitsprozesse

Der **Umgang** mit elektronischen im Vergleich zu papierbasierten Daten ist vor allem in Bezug auf die Auswertung dieser oder einer gezielteren Inhaltssuche leichter. Aufgrund der Menge an einzelnen Papieren in herkömmlichen Akten kann häufig nicht gewährleistet werden, dass alle Akten gelesen werden. Die elektronische Speicherung eröffnet die Möglichkeit, gewisse Prozesse effizienter zu gestalten. Zudem verringert sich die **administrative Belastung** für das medizinische Personal, wodurch mehr Zeit unmittelbar für die Patientenversorgung zur Verfügung steht (Nguyen, Bellucci, Nguyen, 2014; Schneider, 2016).

Verbesserte Versorgung

Außerdem besteht die Möglichkeit, eine Assoziation zwischen Gesundheitsdaten und Wissensbasen (mithilfe der Nutzung **entscheidungsunterstützender Systeme**) herzustellen. Dies kann wiederum zu einer leitliniengerechteren Behandlung führen (Moja et al., 2014).

Der Einsatz der ePA kann auch die Entwicklung **telemedizinischer Maßnahmen** begünstigen (Schneider, 2016). Beispielsweise können Daten aus einem Telemonitoring-Verfahren direkt in der ePA gesammelt und für den entsprechenden Leistungserbringer zur Überprüfung freigeschaltet werden, ohne dass es weiterer Anwendungen oder Softwareprogramme benötigt (Buntin et al., 2011).

So können patientenbetreffende Belastungen wie **unnötige (Doppel-) Untersuchungen** reduziert werden, da alle Leistungserbringer – gesetzt der Zustimmung des Patienten – auf die Behandlungshistorie und somit auf die Ergebnisse früherer Diagnostik und Therapie zugreifen können. Durch die oben genannte bessere Entscheidungsfindung bestehen große Potenziale, (unnötige) Folgebehandlungen zu reduzieren oder sogar zu vermeiden (Schneider, 2016).

Zusammenfassend ergeben sich weitreichende Chancen, die diverse Bereiche betreffen. Das Hauptziel besteht allerdings darin, die Patientenversorgung zu optimieren. Die Digitalisierung könnte die Informationsbasis und die damit zusammenhängenden Auswirkungen entscheidend verbessern (Schneider, 2016).

Restriktionen einer ePA

Obwohl die Chancen vielversprechend sind, unterliegt die ePA Restriktionen, die es kritisch zu hinterfragen gilt.

Datenschutz und Zweckentfremdung

Werden medizinische Daten außerhalb von Behandlungs- oder Diagnosezwecken verwendet (potenzielle Zweckentfremdung), müssen vor allem aus Datenschutzperspektive die Rechte des Patienten gewahrt werden. Eine Datenübertragung findet heute – abgesehen von Infektionsschutz oder zu Abrechnungszwecken – nur mit der ausdrücklichen Einwilligung eines Patienten statt.

Im Zusammenhang mit ePA wird häufig die Gefahr in den Raum gestellt, dass durch den Zugang zu elektronischen Akten durch unbefugte Dritte eine Patientenselektion stattfinden kann (z. B. beim Abschluss einer privaten Versicherung). Weiterhin kann es durch die Umstellung auf elektronische Akten zu einem Verlust an Informationen aufgrund sog. „Medienbrüche" kommen (Schneider, 2016).

Finanzierung

Ökonomisch betrachtet kann die Implementierung einer ePA für das Gesundheitssystem eine enorme Herausforderung darstellen. So fallen z. B. hohe Investitionskosten im Bereich der technischen Entwicklung an. Diese Kosten bis zur Amortisierung zu tragen, stellt Akteure vor eine schwierige Aufgabe. Neben den Investitionskosten fallen zusätzlich Betriebskosten an. Hierfür sind vor allem Kosten für Wartung, technische Weiterentwicklung oder Schulungen zu verstehen. Kosten, um Akzeptanz herzustellen und Patienten sowie Leistungserbringer aufzuklären, sind darüber hinaus auch nicht zu vernachlässigen (Boonstra und Broekhuis, 2010; Schneider, 2016). Grundsätzlich ist davon auszugehen, dass die möglichen Effizienzsteigerungen deutlich über den Investitionskosten liegen. Schwierig ist vor allem die kurzfristige Bereitstellung der hohen notwendigen Anfangsinvestitionen.

Interoperabilität

Die Verwendung einer ePA durch lediglich eine einzelne Einrichtung bringt nur bedingten Nutzen für den Patienten und für die Koordination seiner Gesundheitsversorgung. Je größer das Netzwerk der Anwender von elektronischen Akten ist, desto eher beeinflusst dies den Nutzen positiv. Allerdings ist hierbei auf die Kompatibilität verschiedener Systeme zu achten. Es ist zudem möglich, dass Kosten und Nutzen nicht bei allen Akteuren gleich verteilt sind. Dies entsteht aus der Tatsache heraus, dass vor allem Leistungserbringer in die technische Infrastruktur investieren müssen. Vorteile bzw. Kosteneinsparungen ergeben sich hingegen vor allem für Patienten und Kostenträger. Aus diesem Grund sollte eine Beteiligung der Kostenträger an den Investitionen stets eine Option darstellen (Boonstra und Broekhuis, 2010; Schneider, 2016).

Sicherheit

In Bezug auf die Sicherheitsaspekte ist zu erwähnen, dass eine Identifizierung der Patienten und Leistungserbringer notwendig ist, um einzelne Schritte in der Versorgungshistorie und -gegenwart nachvollziehen zu können. Dies ist eine Voraussetzung, um eine Vertrauensbasis zu schaffen (Schneider, 2016). Weiterhin ist die Zuteilung einer eindeutigen Adresse für jeden Akteur für eine sichere Datenübertragung notwendig. Schneider (2016) erwähnt hierbei auch die *Public-Key-Infrastruktur* (PKI), die qualifizierte elektronische Signaturen aber auch korrespondierende Zertifikate eines akkreditierten Anbieters nach dem Signaturgesetz enthalten sollte. Die Daten sollten bestenfalls von einem vertrauenswürdigen Dritten – einem sog. „Trust Center" – gesteuert werden.

In einer ausgereiften Form hat die ePA das Potenzial, die Gesundheitsversorgung effektiver und effizienter zu gestalten. Sie unterliegt dabei jedoch den ebenfalls dargestellten Restriktionen. Abbildung 2 fasst die betreffenden Faktoren grafisch zusammen.

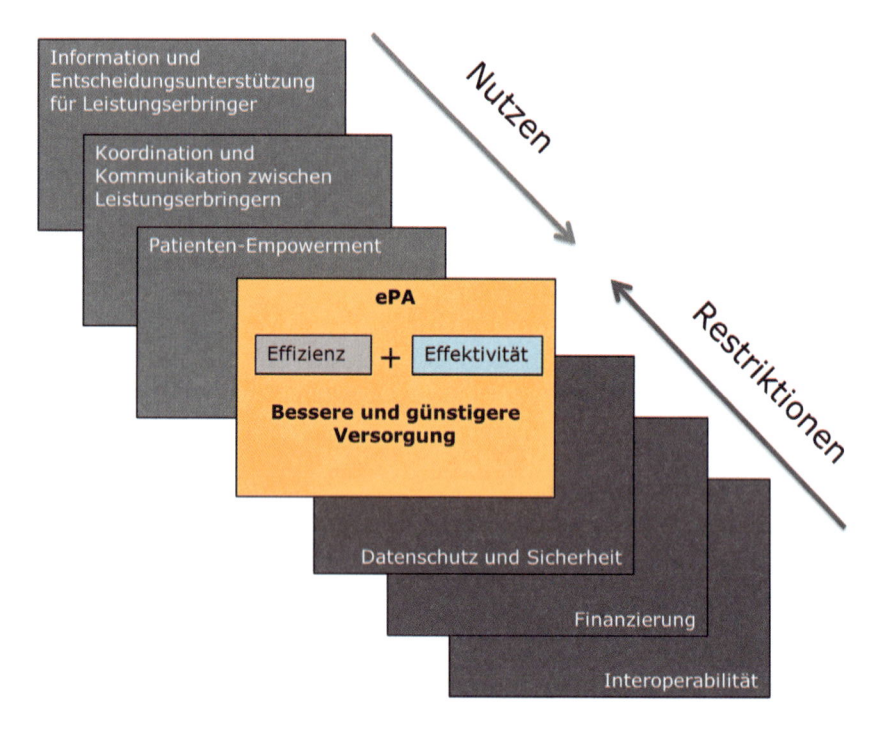

Abb. 2: Nutzen und Restriktionen im Kontext der ePA
Quelle: Eigene Darstellung.

Bandbreite möglicher Inhalte und Funktionen einer ePA

Welche Informationen auf einer ePA gespeichert werden und welche Funktionen sie bietet, ist von Fall zu Fall sehr unterschiedlich. Es bestehen sowohl rudimentäre Formen als auch sehr weit fortgeschrittene Versionen, wie in Kapitel 2 noch eingehender dargestellt wird. An dieser Stelle soll in Form von Tabelle 1 veranschaulicht werden, welche Inhalte und Funktionen aus technischer Perspektive möglich und machbar sind. Je nach Digitalisierungsstrategie eines Landes muss differenziert über die Sinnhaftigkeit der Integration der genannten Inhalte und Funktionen entschieden werden.

Tab. 1: Bandbreite der Inhalte und Funktionen, die in eine ePA integriert werden können

Patientengerichtete Dokumente	
Pässe	**Verfügungen**
• Impfpass	• Organspendeausweis
• Mutterpass	• Patientenverfügung
• Kinder-Untersuchungsheft	**Organisation**
• Allergiepass	• Tagebuch
• Blutspendeausweis	• Terminverwaltung
• Brillenpass	• Fitnessdaten
• Medikationsplan	• Einwilligungserklärungen
• Bonusheft	• Informationsportal
Leistungserbringergerichtete Dokumente	
Medizinische Dokumentation	**Erweiterte medizinische Dokumentation**
• Anamnesebogen/medizinische Basisdokumentation	• Wechselwirkungsprüfung
• Behandlungsdokumentation	• Kontraindikationsprüfung
• Pflegeakte/-dokumentation	
• Radiologieakte	
• Medizingerätediagnostik	
• Laborakte	
• Arztbrief	
• Telemonitoring/Homecare	
Kostenträgergerichtete Dokumente	
Abrechnungsrelevante Dokumente	
• Arbeitsunfähigkeitsbescheinigung	
• Leistungsabrechnung	

Quelle: Darstellung in Anlehnung an Rode et al. (2012).

1.3 Die elektronische Patientenakte in Deutschland – Eine kurze Geschichte des Scheiterns

Vor dem Hintergrund der geschilderten theoretischen Bandbreite soll der Status quo der ePA in Deutschland etwas genauer beleuchtet werden. Wie bereits angeklungen, ist der Einsatz von Informationstechnologie unabdingbar für eine effektive, moderne und zielgerichtete Gesundheitsversorgung. Die ePA ist ein Instrument unter vielen, welche sich im Rahmen des Digitalisierungsprozesses im Gesundheitswesen herausgebildet haben und stetig weiterentwickelt werden – nur, dass es in Deutschland mit der ePA schleppend vorangeht. Tabelle 2 gibt einen kurzen Überblick über die politischen Schritte zur Digitalisierung des Gesundheitswesens der letzten 17 Jahre in der Bundesrepublik:

Tab. 2: Die politische Entwicklung der elektronischen Gesundheitsakte in Deutschland seit 1999

1999	1. Plenumssitzung des Aktionsforums für Telematik im Gesundheitswesen: Grundlegende Themen, die auch heute noch auf der Agenda stehen, wurden diskutiert (1)
2004	GKV-Modernisierungsgesetz: Anpassung der Krankenversichertenkarte an moderne telematische Standards (2)
2005	Gründung der gematik als Implementierungsinstitution (3)
2010	E-Health Initiative startet – Ziel: Umsetzungshemmnisse für E-Health-Anwendungen, insbesondere der Telemedizin, durch gezielte Maßnahmen abbauen (4)
2012	E-Health findet Eingang in das Versorgungsstrukturgesetz (4)
2014	Versorgungsstärkungsgesetz: Fokus Telemedizin/E-Health im Rahmen des Innovationsfonds festgelegt (5)
2015	E-Health-Gesetz: „technisches Gesetz" über TI, Interoperabilität, etc. (6)

Quelle: (1) GVG international (2016), (2) Deutscher Bundestag (2003), (3) gematik (2016), (4) Bundesministerium für Gesundheit (2016), (5) Deutscher Bundestag (2015b) und (6) Deutscher Bundestag (2015a).

Durch das im Jahr 2015 in Kraft getretene **Gesetz für sichere digitale Kommunikation und Anwendungen im Gesundheitswesen** (*E-Health-Gesetz*) soll im Zeitfenster von Mitte 2016 bis 2018 die TI in Deutschland eingeführt werden (bundesweiter Rollout). Hierzu wird unter anderem bis 30.6.2017 ein Interoperabilitätsverzeichnis erstellt, um verwendete technische Standards aufzuschlüsseln. Des Weiteren gibt das E-Health-Gesetz den zeitlichen Rahmen für die Einführung der folgenden Leistungen vor:

- Modernes Stammdatenmanagement (Online-Prüfung und Aktualisierung von Versichertenstammdaten),
- Notfalldaten ab 2018 (freiwillig),
- Elektronischer Medikationsplan ab 2018 auf eGK,
- Elektronischer Arztbrief,
- Voraussetzungen für eine ePA schaffen (Patienten können dann aktiv ihre Behandler über Gesundheitsdaten informieren),

- Patientenfach zur Speicherung eigener Daten (z. B. Patiententagebuch über Blutzuckermessungen) sowie
- Aufnahme gewisser telemedizinischer Leistungen in den Regelleistungskatalog.

Die derzeitige eGK weitet damit ihren aktiven Leistungskreis (administrative Daten, Krankenversichertennummer und -status, Lichtbild zur Vermeidung von Verwechslungen und Europäische Krankenversichertenkarte) an Modulen aus, für welchen sie ursprünglich auch konzipiert war.

1.4 Begriffsvielfalt rund um die elektronische Patientenakte

In den bisherigen Ausführungen wurde die ePA – wie selbstverständlich – als einrichtungsübergreifendes Medium betrachtet. In der nationalen und internationalen Literatur ist die Definition einer ePA jedoch alles andere als eindeutig. Begriffe wie „elektronische Fallakte", „elektronische Gesundheitsakte", „elektronische Patientenakte" oder „einrichtungsübergreifende elektronische Patientenakte" werden häufig synonym verwendet oder nicht klar voneinander abgegrenzt. Auch wenn die Unterschiede häufig nur marginal sind, sollten die Begriffe für die folgenden Kapitel genau abgegrenzt werden. Es muss differenziert betrachtet werden, welche Daten auf der ePA gespeichert werden, wer die ePA führt und verwaltet, wer Zugriffsrechte auf die Daten besitzt und welche Funktionen die ePA bietet.

Electronic Health Record (EHR) oder die einrichtungsübergreifende ePA

Die internationale Definition des Electronic Health Record (EHR) auf PubMed, der meistgenutzten Literaturdatenbank in den Bereichen Medizin sowie Lebens- und Gesundheitswissenschaften, lautet als Auszug des originalen Wortlauts:

„Media that facilitate transportability of pertinent information concerning patient's illness across varied providers and geographic locations [...]."

Diese Definition beschreibt den EHR sinngemäß als ein Medium, das die leistungserbringerübergreifende und standortunabhängige Verfügbarkeit von relevanten Patientendaten erleichtert. Überträgt man diese Begriffsauslegung auf das deutsche Gesundheitswesen, offenbart der Begriff der einrichtungsübergreifenden elektronischen Patientenakte die größte Schnittmenge damit. Das Zentrum für Telematik im Gesundheitswesen (2012) definiert die einrichtungsübergreifende ePA als Medium, dass *„die wichtigsten Daten und Dokumente aller Behandlungen eines Patienten über alle Gesundheitsversorgungseinrichtungen hinweg"* dokumentiert. Die einrichtungsübergreifende ePA hebt sich somit in ihrem umfassenden Charakter, der den vollständigen Versorgungsprozess eines Patienten abbildet, klar von anderen in der nationalen und internationalen Literatur beschriebenen

Ansätzen ab. Hierzu zählt u. a. die einrichtungsübergreifende Fallakte (EFA), die sich auf die einrichtungsübergreifende Zusammenarbeit bei bestimmten Indikationen beschränkt (Caumanns, Boehm, Neuhaus, 2007). Es wird offenbar, dass der einrichtungsübergreifende Austausch von Gesundheitsdaten eines der Kernelemente einer so definierten einrichtungsübergreifenden ePA darstellt. In der internationalen Literatur wird dieser als *Health Information Exchange* (HIE) bezeichnet und eigenständig erforscht.

Electronic Medical Records (EMR) oder die einrichtungsinterne ePA

Der einrichtungs- und sektorenübergreifende Austausch von Daten setzt zunächst eine einrichtungsinterne elektronische Dokumentation der Patientendaten voraus. In diesem Zusammenhang wird in der deutschen bzw. internationalen Literatur ebenfalls häufig lediglich von ePA bzw. EHR gesprochen, obwohl dies nicht mit der obigen Definition übereinstimmt. Zumindest in der internationalen Literatur setzt sich für den einrichtungsinternen Kontext zunehmend der Begriff Electronic Medical Record (EMR) durch (Garrett und Seidman, 2011; OECD, 2013b). Es existieren Systeme für den ambulanten (Praxisverwaltungs- oder Arztinformationssysteme (PVS)) und den stationären Sektor (Krankenhausinformationssysteme (KIS)). Im Hinblick auf eine funktionsfähige einrichtungsübergreifende ePA ist es entscheidend, dass einrichtungsintern angewendete Systeme über interoperable Schnittstellen verfügen, um miteinander oder über ein gemeinsames Portal kommunizieren zu können.

Personal Health Record (PHR) oder die persönliche ePA

In der bisherigen Betrachtung wurde der Aspekt außer Acht gelassen, wer Führung, Moderation und Verwaltung der ePA übernimmt. Klassischerweise ist dies im Fall der einrichtungsinternen und -übergreifenden ePA der Leistungserbringer. Behandlungsrelevante Eintragungen durch den Patienten erfolgen – wenn überhaupt – auf Anweisung des Leistungserbringers (Zentrum für Telematik im Gesundheitswesen, 2012). Andere Ansätze, die nach (deutscher) Definition des Zentrums für Telematik im Gesundheitswesen als persönliche elektronische Patientenakten (pEPA) oder persönliche Gesundheitsakten (EGA) bezeichnet werden, weisen hingegen dem Patienten eine zentrale Rolle im Management seiner persönlichen Gesundheitsdaten zu. In der internationalen Literatur wird in diesem Kontext der Begriff des Personal Health Record (PHR) verwendet (Price et al., 2015). Der Patient entscheidet in diesem Fall selbst über die konkrete Nutzung seiner Daten und stellt dem Leistungserbringer bei empfundenem Bedarf ausgewählte Informationen zur Verfügung. Die Datenhoheit[2] liegt somit beim Patienten, auch wenn dieser z. B. seinen Arzt mit der Dokumentation beauftragen kann (Zentrum für Telematik im Gesundheitswesen, 2012). Unabhängig der rechtlichen und technischen Ausgestaltungsformen ist aus Sicht der Versorgungs-

---

[2] Die rechtlichen Implikationen der sog. Datenhoheit sollen an dieser Stelle nur gestreift werden. Eine detaillierte Betrachtung findet sich bei Schneider (2016).

forschung vor allem interessant, dass Patienten die Möglichkeit erhalten, selbst auf persönliche Gesundheitsdaten zugreifen und Daten einspeisen zu können. Der Patient wird auf diese Weise besser über seinen Gesundheitszustand informiert und befähigt, selbst eine aktivere Rolle im Versorgungsprozess einzunehmen (Price et al., 2015). Neben dem Begriff des PHR fällt in der internationalen Literatur in diesem Kontext – insbesondere in der US-amerikanischen Literatur – auch der Begriff des **„Patient Portals"** (dt. Patientenportal). Ein Patientenportal gewährt Patienten Webbrowser-basierten Zugriff auf seine persönlichen medizinischen Daten, die von Leistungserbringern bereitgestellt werden. Es bietet zudem, je nach Ausgestaltung, Verwaltungs- sowie Selbstmanagementfunktionen und ermöglicht den Patienten die Kommunikation mit Leistungserbringern (Otte-Trojel et al., 2014).

Die ePA-Definition im Kontext dieser Studie

Für ein vorwärtsgewandtes und innovatives Gesundheitssystem macht vor allem eine patientenorientierte, einrichtungsübergreifende ePA Sinn. Diese Form der Patientenakte steht im Mittelpunkt der vorliegenden Arbeit, da diese in Deutschland eingeführt werden soll. Der Einfachheit halber wird in den folgenden Textteilen nur von **ePA** gesprochen, welche sich jedoch auf die einrichtungsübergreifende ePA bezieht. In einigen Kapiteln wird der jeweils im Ausland standardmäßig verwendete Begriff hinzugefügt. Abbildung 3 verdeutlicht den Fokus der Studie schematisch in Form der rosa unterlegten Dimensionen.

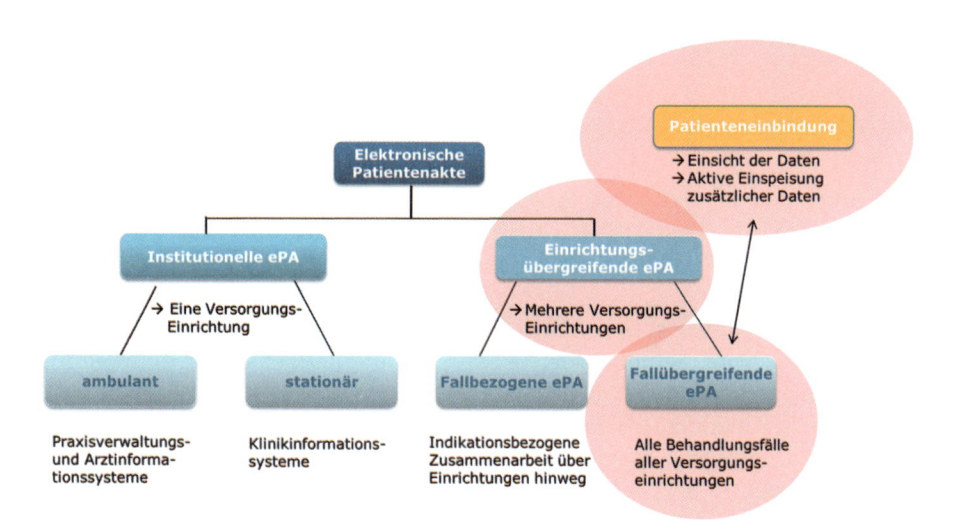

Abb. 3: Schematische Darstellung verbreiteter ePA-Variationen
Die Dimensionen, die im Fokus dieser Studie liegen, sind rosa unterlegt
Quelle: Eigene Darstellung in Anlehnung an Zentrum für Telematik im Gesundheitswesen (2012).

2 Internationale Evidenzlage zur elektronischen Patientenakte

2.1 Ziel und Methodik der Literaturrecherche

Ziel der Literaturrecherche war es, die aktuelle Evidenzlage zur ePA und mit ihr in Verbindung stehenden Funktionen im Hinblick auf zwei zentrale Fragestellungen zu untersuchen:

1. **Effekte auf die Versorgung:**

An welchen Stellen sind Verbesserungen für Gesundheitssysteme in Bezug auf erreichte Outcomes nachweisbar?

2. **Faktoren der Implementierung:**

Wo konnten bereits Erkenntnisse gewonnen werden, die der Implementierung förderlich oder hinderlich sind?

Dabei sollen sämtliche Settings der Gesundheitsversorgung einbezogen werden. Die Recherche ist darauf ausgerichtet, einen breiten Überblick über den internationalen Stand der Evaluationen im Kontext der ePA-Anwendung zu vermitteln und neben den reinen Ergebnissen für Tendenzen, Probleme und Diskussionen in der Literatur zu sensibilisieren.

Die Methodik der Recherche stützt sich auf Datenbankabfragen bei PubMed und Google Scholar. Für die Suche bei PubMed wurden – wenn verfügbar – MeSH-Terms verwendet. Dies war für die Suchterme „Electronic Health Records" und „Health Information Exchange" (HIE) der Fall. Sämtliche Subheading-Kategorien wurden in die Suche mit aufgenommen. Des Weiteren wurde mit den Suchtermen „Personal Health Record", „Electronic Patient Portal", „Patient Portal" und „Exchanging Health Information" gearbeitet, für die noch keine eigenen MeSH-Termkategorien bestehen.

Um der gigantischen Anzahl an Studien (5.045 Treffer) Herr zu werden, wurde die Suche auf PubMed auf systematische Reviews, die zwischen dem 1.1.2010 und dem 14.7.2016 veröffentlicht wurden, reduziert. Die ergänzende Abfrage der Google Scholar-Datenbank wurde mit den identischen Suchtermen wie bei PubMed durchgeführt. Als Filter wurden hierbei das Vorkommen der jeweiligen Suchterme sowie des Terms „Systematic Review" im Titel der Publikation angewendet. Die Fokussierung auf systematische Reviews schaltet auf der einen Seite einen Qualitätsfilter vor und sichert methodische Ansprüche an die Studien. Andererseits muss einschränkend auch festgehalten werden, dass auf diese Weise nicht die komplette Studienlandschaft abgebildet werden kann.

Die 59 zum Lesen der Volltexte ausgewählten Reviews wurden zudem durch „Snowballing" auf weitere relevante systematische Reviews gescannt. Insgesamt wurden 23 systematische Reviews eingeschlossen. Abbildung 4 stellt den Ablauf der Studienselektion grafisch dar.

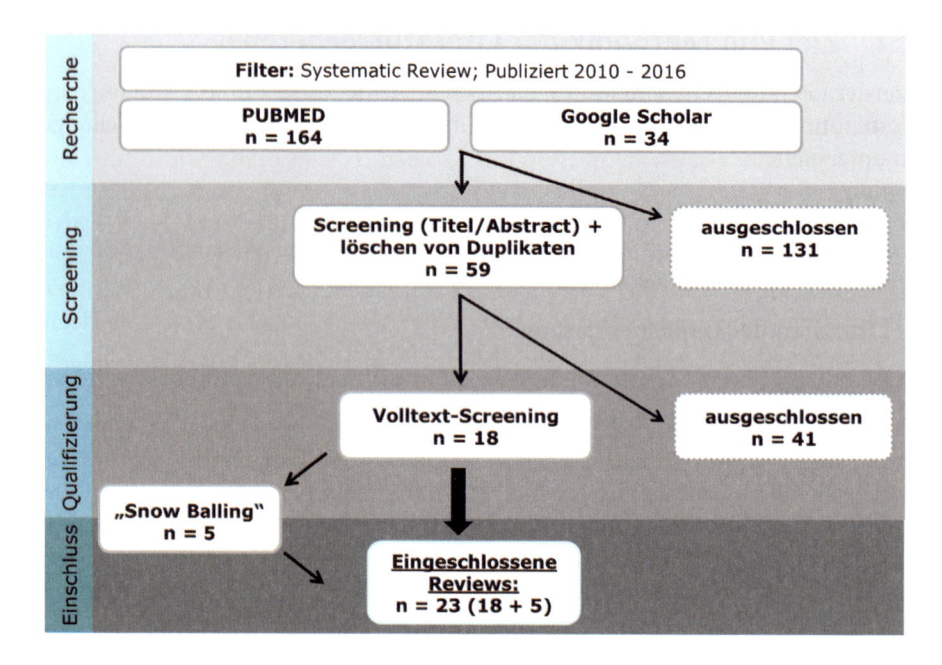

Abb. 4: Schematische Darstellung der Literaturrecherche bei PubMed und Google Scholar

Quelle: Eigene Darstellung.

Ausschlusskriterien, die beim Screening der Abstracts oder Volltexte angewandt wurden, umfassten folgende Eigenschaften:

- Nicht in englischer oder deutscher Sprache,
- Kein systematischer Review,
- Fokus nicht auf Outcome und Implementierungsfaktoren,
- Fokus ausschließlich auf technischer Ausgestaltung,
- Fokus nur auf administrativen Abläufen in Gesundheitseinrichtungen.

2.2 Effekte elektronischer Patientenakten auf die Versorgung

2.2.1 Elektronische Patientenakten: Grundlage für Health Information Technology

Vor dem Hintergrund der vielfältigen Ausgestaltungsformen von ePA erscheint es sinnvoll, ihre möglichen Funktionen im weiteren Kontext der *Health Information*

Technology (Heath IT) einzubetten. Der breite Sammelbegriff der Health IT umspannt sämtliche unterstützenden, technologiebasierten Anwendungen im Gesundheitswesen. Darunter fällt klassischerweise die ePA. Darüber hinaus gibt es eine Vielzahl von elektronischen Anwendungen, die entweder direkt in eine ePA integriert sein können oder auch unabhängig von dieser – als sog. „Stand alone Anwendungen" – bestehen können. Beispiele hierfür sind entscheidungsunterstützende Systeme (*Clinical Decision Support*), Systeme zum institutionenübergreifenden Austausch von Gesundheitsdaten (*Health Information Exchange*), computergestütztes Medikationsmanagement (elektronische Rezepte, Kontrollfunktionen zur Arzneimitteltherapiesicherheit), Impfregister, intelligente Patientenlisten, Patientenzugang zu Gesundheitsinformationen und weitere Funktionen, die das evidenzbasierte Therapiemanagement unterstützen (Jones et al., 2014). Die Stärke einer umfassenden ePA liegt u. a. in der Möglichkeit, verschiedene Health IT-Funktionen zu vereinen und in sich zu integrieren, sodass die Gefahr von vielen fragmentierten Einzellösungen potenziell minimiert werden kann. Das Vorhandensein einer zumindest einrichtungsinternen ePA ist eine fundamentale Voraussetzung für die meisten Health IT-Anwendungen. Es ist augenscheinlich, dass nur dann, wenn Patienteninformationen digital dokumentiert und zusammengeführt werden, eine wertsteigernde Weiterverarbeitung dieser Daten durch intelligente Systeme stattfinden kann. Jedoch sind Health IT-Anwendungen nicht ausschließlich auf individuelle Patientendaten begrenzt – ein großes Potential liegt vor allem auch in der Kombination von individuellen Patientendaten bspw. mit epidemiologischen Datenbanken oder evidenzbasierten Informationen aus Leitlinien. Diese smarte Verknüpfung verschiedener Datenquellen offenbart den fließenden Übergang zwischen Funktionen, die originär einer ePA zugeschrieben werden können und Health IT-Funktionen, die – je nach Enge oder Weite der Betrachtungsweise – über die originären Funktionen einer ePA hinausgehen. Buntin et al. (2011) weisen – und das ist ein entscheidender Punkt in der Verknüpfung von Health IT und ePA – darauf hin, dass in ihren Auswertungen vieles darauf hindeutet, dass tendenziell bessere Ergebnisse erzielt werden, wenn Health IT-Anwendungen in umfassende ePA-Lösungen integriert werden. Studien, die lediglich einzelne Health IT-Tools als „Stand alone Anwendungen" evaluieren, erreichen allgemein weniger positive Ergebnisse.

Die zunehmende Einführung der ePA in verschiedenen Ländern in den letzten Jahren gründete nicht zuletzt auf den Ergebnissen systematischer Arbeiten, die die Effekte von Health IT seit den 1990er Jahren untersuchten. Die grundlegende Arbeit von Chaudhry et al., 2006 – sowie deren kontinuierlich durchgeführten Updates durch Goldzweig et al. (2015), Buntin et al. (2011) oder Jones et al. (2014) – wurden stets in renommierten amerikanischen Journals wie *Health Affairs* oder den *Annals of Internal Medicine* publiziert und zeichneten ein insgesamt positives Bild des Einsatzes von Informationstechnologien im Gesundheitswesen. Buntin et al. (2011) fassten die untersuchten Outcome-Maße von peer-reviewten Studien in Gruppen zusammen. Das Spektrum der untersuchten Outcomes umfasst **Effi-**

zienz und Effektivität der Versorgung, Anwenderzufriedenheit, Patientensicherheit, Patientenzufriedenheit, Versorgungsprozesse, präventive Maßnahmen** sowie den **Zugang zu Versorgung**. Dabei wird deutlich, dass Outcomeübergreifend überwiegend positive Ergebnisse mit der Anwendung von Health IT in Verbindung stehen: 62 % der 154 identifizierten Studien liefern dabei positive Ergebnisse und 92 % zumindest gemischt-positive Ergebnisse (Buntin et al., 2011). Bricht man die untersuchten Outcome-Dimensionen auf ihre Essenz herunter, richten sich erwartete Verbesserungen somit auf **Qualität, Effizienz** und **Sicherheit der Versorgung** (Jones et al., 2014).

Jones et al. (2014) ordneten in ihrem Update des systematischen Reviews von Buntin et al. (2011) diesen drei Kerndimensionen die weiter oben beschriebenen Health IT-Funktionen zu. Es wird deutlich, dass die verschiedenen Funktionen bisher unterschiedlich stark evaluiert wurden. Bei der Zusammenfassung der Funktionen zu Clustern orientierten sie sich weitgehend an den Meaningful Use-Funktionen aus den USA, schlossen jedoch darüber hinaus sämtliche internationalen Studien mit ein, die den Suchkriterien entsprachen (siehe Tab. 3).

Tab. 3: Auflistung der Health IT-Funktionalitäten und der Häufigkeit analysierter Outcomekategorien aus n = 236 Evaluationsstudien, die zwischen 1995 und 2013 veröffentlicht wurden (Eine Studie kann mehrere Outcomes evaluieren)

Funktionalität	Qualität	Effizienz	Sicherheit	Kumulierte Outcomes
Klinische Entscheidungsunterstützung für Leistungserbringer (z. B. über Verknüpfung zu Leitlinien oder Warnsystemen)	257	91	69	417
Computerized Provider Order Entry (elektronische Erfassung und Verarbeitung von therapeutischen Anweisungen eines Arztes z. B. in Bezug auf Medikamente, Laboruntersuchungen oder bildgebenden Verfahren)	63	66	60	189
Patient Care Reminders (z. B. automatisches Versenden von Erinnerungen an Follow-up Termine oder Vorsorgeuntersuchungen)	48	8	1	57
Elektronisches Rezept zur Verschreibung von Arzneimitteln	15	18	15	48
Patientenzugang zu Gesundheitsdaten der elektronischen Patientenakte (z. B. über Patientenportale)	17	3	0	20
Health Information Exchange (Austausch von Patientendaten z. B. unter Leistungserbringern oder zwischen Arzt und Patient)	5	10	0	15
Strukturierte Integration von **Laborergebnissen** in die ePA	4	6	1	11
Elektronische Medikamentenliste (strukturierte Auflistung sämtlicher Medikationen der Patienten)	1	1	1	3

Effekte elektronischer Patientenakten auf die Versorgung

Funktionalität	Qualität	Effizienz	Sicherheit	Kumulierte Outcomes
Elektronisches Impfregister (strukturierte Erfassung des Impfstatus der Patienten)	2	1	0	3
Multifunktionelle Health IT Anwendungen (Kombination der genannten Funktionen)	146	100	27	273
Andere Funktionen wie Patientenedukation, zusammenfassende Anamnese-Berichte sog. „Problemlisten", elektronische Entlassberichte und indikationsspezifische Patientenlisten	15	6	0	21
Alle „Meaningful Use"-Funktionen	573	310	174	1.057

Quelle: Eigene Darstellung in Anlehnung an Jones et al. (2014).

Des Weiteren stellten Jones et al. (2014) systematisch dar, welche Health IT-Funktionen anteilig Outcome-übergreifend positive, gemischte, neutrale oder negative Ergebnisse erzielten. Trotz der sehr unterschiedlichen Anzahl an untersuchten Outcomes pendelt sich der Anteil der positiven Ergebnisse Outcome-übergreifend zwischen 51 % und 73 % ein und liegt durchschnittlich bei 60 %. Etwa 84 % der Funktionen erreichen mindestens gemischt-positive Ergebnisse (siehe Tab. 4).

Tab. 4: Bewertung der analysierten Funktionen aus Evaluationsstudien, die zwischen Juli 2007 und August 2013 veröffentlicht wurden

Funktionalität	Positiv	Gemischt Positiv	Neutral	Negativ	Total (n)
Klinische Entscheidungsunterstützung	65 %	17 %	11 %	7 %	142
Computerized Provider Order Entry	63 %	16 %	12 %	9 %	91
Health Information Exchange	64 %	30 %	0 %	6 %	33
Führen und Auswerten **indikationsspezifischer Patientenlisten**	73 %	17 %	3 %	7 %	30
Elektronisches Rezept	52 %	28 %	4 %	16 %	25
Patientenzugang zu Gesundheitsdaten	60 %	25 %	10 %	5 %	20
Patient Care Reminders	60 %	30 %	0 %	10 %	10
Andere Funktionen: Patientenedukation, zusammenfassende Anamnese-Berichte sog. „Problemlisten", elektronische Entlassberichte, Impfregister und Medikationslisten	55 %	36 %	9 %	0 %	11
Multifunktionelle Health IT Anwendungen (Kombination aller genannten Funktionen)	51 %	33 %	8 %	8 %	131
Alle „Meaningful Use" Funktionen	60 %	24 %	9 %	8 %	493

Quelle: Eigene Darstellung in Anlehnung an Jones et al. (2014) und Buntin et al. (2011).

Die – eher oberflächliche – Betrachtung der Evaluationen von Health IT-Anwendungen fällt somit überwiegend positiv aus und die meisten Studien weisen Verbesserungen in Bezug auf Versorgungsqualität, Effizienz und Patientensicherheit auf. In der Folge soll die Evidenzlage speziell für die Anwendung der ePA differenzierter beleuchtet werden. In Anlehnung an die an Funktionalität orientierte Definitionsweise der OECD (2015) möchten wir die Evidenzlage zur ePA daher aus **drei Perspektiven** näher betrachten:

1. Die erste Perspektive fokussiert auf die Evidenzlage zur ePA (EHR in der internationalen Literatur) als vornehmlich einrichtungsinternes, klinisches Instrument. Dabei stehen die leistungserbringerseitige Anwendung einer ePA und der an sie gekoppelten Health IT-Tools im Mittelpunkt des Interesses. „Stand alone Lösungen", die nicht im Zusammenhang mit einer ePA evaluiert wurden, sind nicht Teil der Untersuchung.
2. Die zweite Perspektive befasst sich mit der Evidenzlage zum HIE, also dem sektoren-, institutionen- sowie professionenübergreifenden Austausch von Gesundheitsdaten. Im Mittelpunkt des Interesses steht hierbei, inwieweit sich Outcomes durch eine gesteigerte Verfügbarkeit von individuellen Patientendaten verbessern können.
3. Die dritte Perspektive ist auf die Evidenzlage in Bezug auf den Patientenzugang zu persönlichen Gesundheitsdaten der ePA über Patientenportale oder ähnliche Lösungen gerichtet.

2.2.2 Die elektronische Patientenakte als klinisches Tool

Der systematische Review mit Metaanalyse von Campanella et al. (2016) untersuchte den Zusammenhang zwischen Einführung einer ePA in Gesundheitseinrichtungen (stationär und ambulant) und der Entwicklung von Prozess- und Ergebnisindikatoren gesundheitlicher Versorgung. Eingeschlossen wurden nur Studien, die die Anwendung der ePA mit einer Kontrollgruppe ohne ePA-Anwendung verglichen haben. Insgesamt wurden 47 Studien für die Metaanalyse herangezogen. Der Review liefert Evidenz dafür, dass die Anwendung einer einrichtungsinternen ePA durchschnittlich mit einer **Zeitersparnis** bei der **Dokumentation, einer höheren Leitlinienadhärenz, weniger Medikationsfehlern** sowie einem **geringeren Auftreten von Adverse Drug Events (ADE)** einhergeht. In Bezug auf Mortalität konnten keine signifikanten Effekte festgestellt werden. Einschränkend ist darauf hinzuweisen, dass nur acht Studien mit dem Zielparameter Mortalität eingeschlossenen wurden, wovon sechs Studien vor dem Jahr 2008 durchgeführt worden waren. ePA mit integrierter klinischer Entscheidungsunterstützung (Clinical Decision Support) konnten bessere Ergebnisse in Bezug auf die Vermeidung von Medikationsfehlern und ADE erzielen. Darüber hinaus differenziert diese Arbeit nicht weiter, welche Bestandteile die jeweils betrachtete ePA beinhalten.

Moja et al. (2014) untersuchten in ihrem systematischen Review mit Metaanalyse explizit das Zusammenspiel von ePA und **Computerized Decision Support Systems** (CDSS). Die Kombination aus beiden verknüpft über algorithmenbasierte Software patientenspezifische Informationen aus der ePA mit evidenzbasiertem Wissen u. a. aus Leitlinien. Auf diese Weise können Ärzte fallspezifische Unterstützung bei der klinischen Entscheidungsfindung erhalten. CDSS umfassen im Kontext des Reviews ein breites Anwendungsgebiet. So fallen darunter unterstützende Funktionen wie Erinnerungen, Empfehlungen, Warnungen oder Eingabeaufforderungen in Bezug auf:

- Diagnosen (z. B. Vorschlagen von Diagnosen, die zum Symptom- und Beschwerdebild des Patienten passen),
- Präventive Versorgung (z. B. Impfungen, Screening, Empfehlungen aus Leitlinien zur Sekundärprävention),
- Planung und Umsetzung der Therapie (z. B. Empfehlungen zur Medikamentendosierung, Warnungen vor Wechselwirkungen, Empfehlungen aus Leitlinien zu bestimmten Diagnosen) oder
- Follow-up Management (Folgerezepte, ADE-Monitoring).

Moja et al. (2014) schlossen hierbei ausschließlich randomisiert kontrollierte Studien (RCTs) ein, die Auswirkungen auf Mortalität (n = 16), Morbidität (n = 9) oder ökonomische Zielgrößen (n = 17) untersuchten. Die Evidenzlage stellt sich dabei gemischt dar: In Bezug auf die Mortalität wiesen sieben RCTs eine geringere und acht RCTs eine höhere Mortalität unter Anwendung einer ePA-CDSS-Kombination auf, wobei lediglich drei Studien statistische Signifikanz erreichten. Das gepoolte Effektmaß war ebenfalls nicht signifikant.

Bezüglich einer Reduzierung des Morbiditätsrisikos jeglicher Krankheiten ergab sich schwache Evidenz zugunsten der ePA-CDSS Kombination. Dabei konnte das relative Risiko (RR) einer Erkrankung um 10 % bis 18 % verringert werden. Die ökonomischen Ergebnisse stellen sich in Bezug auf Kosten und Inanspruchnahme von Gesundheitsleistungen uneinheitlich dar. Untersucht wurden direkte Krankheitskosten (Medikamenten- und Krankenhauskosten sowie Kosten ambulanter Versorgung), das Inanspruchnahmeverhalten, Krankenhausverweildauer von Patienten oder die Häufigkeit von Laboruntersuchungen. Moja et al. (2014) beschreiben kleine Effekte und **können keine generelle Einsparüberlegenheit** der ePA-CDSS-Kombination nachweisen, da je nach RCT die Ergebnisse in beide Richtungen ausfallen können oder kein Unterschied zwischen den Interventions- und Kontrollgruppen bestand. Die Autoren schließen dementsprechend mit einem gemischten Fazit, das etwas zugespitzt auf den Interpretationsspielraum der Ergebnisse verweist:

„*The results of this review may provide sufficient evidence to fuel the debate on the prospects of CDSSs linked to EHRs. For those perceiving CDSSs as an autocratic command to doctors, our systematic review may be interpreted as evidence that they do not affect patient mortality, on average, and should be abandoned. For those interested in CDSS dissemination, our results, which show a decrease in morbidity across all settings by one fifth, may be used as an argument to increase CDSS adoption within health care services."*

Auch Thompson et al. (2015) untersuchten in einem systematischen Review mit Metaanalyse die Auswirkungen von entscheidungsunterstützenden CDSS, die in Verbindung zur ePA stehen in Bezug auf Mortalität (n = 33), Krankenhausverweildauer (n = 35) und Kosten (n = 14) – jedoch ausschließlich in einem stationären bzw. intensiv-stationären Setting. Auch in diesem Fall konnte kein substantieller Effekt der elektronischen Anwendungen auf die genannten Outcomegrößen festgestellt werden.

Goldzweig et al. (2015) untersuchten in ihrem systematischen Review mit Metaanalyse die Auswirkungen von ePA mit CCDS-Funktion auf die angemessene Anordnung von bildgebenden diagnostischen Verfahren. In diesem enger gefassten Kontext lieferte die Metaanalyse, die 21 Studien umfasste (drei RCTs, sieben Zeitreihenanalysen, 13 Prä-Post-Vergleiche), moderate Evidenz dafür, dass Anwendung einer ePA mit CCDS-Funktion zu einer **leitliniengetreueren Anordnung** von **bildgebenden Verfahren** und einer **Reduzierung ihrer absoluten Verwendungshäufigkeit** führte. Den Ergebnissen zufolge erweisen sich ePA mit CDDS-Funktion somit als effektives Tool, dem ausschweifenden und medizinisch nicht gerechtfertigten Gebrauch von teuren radiologischen Technologien (Computer- oder Magnetresonanztomographie) entgegenzuwirken. Außerdem fanden die Autoren Hinweise dafür, dass sog. „Hard stops", die verhindern, dass Ärzte ohne vorherige Rücksprache mit Kollegen, Empfehlungen oder Warnungen des CCDS übergehen können, die Effektivität von ePA mit CCDS steigern können. In Bezug auf bildgebende Verfahren besteht somit einige Gewissheit darüber, dass ePA ihr Versprechen von einer verbesserten Versorgungsqualität bei gleichzeitiger Kosteneinsparung einlösen können.

Während die bisher vorgestellten krankheitsübergreifenden Effekte einrichtungsinterne Anwendungen beleuchteten, analysierten Baer et al. (2013) in ihrem systematischen Review Effekte der ePA im spezifischen Krankheitsbild **Übergewicht und Adipositas**, nachdem in verwandten Krankheitsbildern wie Bluthochdruck, Diabetes mellitus und koronarer Herzkrankheit einzelne RCTs schon erhöhte Leitlinienadhärenz durch ePA mit integrierten CCDS nachweisen konnten. Elf Studien konnten eingeschlossen werden. Die meisten Evaluationen bezogen sich dabei auf die automatische Berechnung und Anzeige des patientenindividuellen Body-Mass-Index (BMI). Es konnte vordergründig nachgewiesen werden, dass sich leistungserbringerseitig **Diagnoseraten, leitliniengerechte Behandlung** und **Lebensstilberatungen** verbesserten. Jedoch bemängeln Baer et al. (2013) das **Fehlen von patientenseitigen Endpunkten** wie Gewichtsreduktion und die geringe Anzahl an Studien, von denen lediglich drei RCTs waren.

2.2.3 Health Information Exchange – Austausch von Gesundheitsdaten

Der sektorenübergreifende Austausch von Gesundheitsdaten ist ein weiterer Bestandteil des Wertversprechens der ePA. Durch den elektronischen Austausch von Patienteninformationen (u. a. Labordaten, Entlassberichte oder Medikationslisten) lassen sich Effizienz und Qualität der Versorgung steigern und Kosten senken. Der systematische Review von Rahurkar et al. (2015) hat die Evidenzlage für dieses Versprechen genauer beleuchtet und wurde im renommierten Journal Health Affairs publiziert. Die Forscher identifizierten unter Berücksichtigung früherer systematischer Reviews von Fontaine et al. (2010) und Hincapie und Warholak (2011) 27 Studien, die die Auswirkungen eines praktizierten HIE evaluierten. Insgesamt konnten bei 58 % der 94 analysierten Outcome-Parameter versorgungsrelevante Vorteile durch die Nutzung von HIE nachgewiesen werden. 31 % der Analysen wiesen keinen Effekt nach und 11 % berichteten von negativen Effekten. Dabei ist eine Stärke dieser Arbeit, dass sie die Charakteristika der verschiedenen Studien sehr differenziert betrachtet und damit ein präzises Bild zeichnet inwieweit Trends für bestimmte Studiendesigns oder Settings erkennbar werden. Tabelle 5 stellt die verschiedenen Charakteristika der von Rahurkar et al. (2015) identifizierten Studien in absoluten Zahlen und anteilig an der Gesamtstudienzahl dar. Es wird deutlich, dass Beobachtungsstudien (Kohorten- oder Querschnittsstudien) fast 80 % der Studien ausmachen, während RCTs und quasi-experimentelle Designs mit gut 20 % einen deutlich geringeren Anteil haben. Die am häufigsten untersuchten Settings waren Notaufnahmen und Krankenhäuser. In den meisten Fällen werden Outcome-Parameter verwendet, die in irgendeiner Art und Weise die **Inanspruchnahme gesundheitlicher Versorgung** (n = 67) oder **Kosten** (n = 11) ausdrücken.

Tab. 5: Darstellung der Studiencharakteristika aus dem systematischen Review zu Health Information Exchange (HIE) von Rahurkar et al. (2015)

Variable	N*	Anteil
Studienort		
USA	19	70 %
Sonstige Länder	8	30 %
Studiendesign		
Kohortenstudie	20	74 %
RCT	5	19 %
Quasi-experimentelle Studie	1	4 %
Querschnittsstudie	1	4 %
Studien Setting		
Notfallabteilung	14	52 %
Krankenhaus (allgemein)	7	26 %
HIV-Patienten	3	11 %

Tab. 5: *(Fortsetzung)*

Variable	N*	Anteil
Ambulante Primärversorgung	2	7 %
Ärztenetze	1	4 %
Jahr der Publikation		
2009 – 2014	20	74 %
1987 – 2008	7	26 %
Outcome Kategorie		
Inanspruchnahme von Gesundheitsleistungen	67	71 %
Kosten	11	12 %
Qualität der Versorgung	6	6 %
Koordination der Versorgung	6	6 %
Patientenzufriedenheit	2	2 %
Krankheitsüberwachung	2	2 %
Outcome Effekt		
Positiv	54	58 %
Kein Effekt	30	32 %
Negativ	10	11 %

* Für Studienort, -design, Setting und Jahr der Publikation bezogen auf Anzahl der eingeschlossenen Studien n = 27; für Outcome Kategorie und Effekt bezogen auf Anzahl der untersuchten Parameter.

Quelle: Eigene Darstellung in Anlehnung an Rahurkar et al. (2015).

Rahurkar et al. (2015) stellen darüber hinaus fest, dass Beobachtungsstudien im Hinblick auf das Inanspruchnahmeverhalten abzielende Outcome-Parameter Vorteile durch HIE zu 76 % (31 von 41) nachweisen, während dies Studien mit experimentellem Design nur in 12 % (drei von 26) der Fälle gelingt. In Bezug auf die Kosten können 56 % (fünf von neun) der Beobachtungsstudien und beide experimentellen Studien Effekte zugunsten des HIE identifizieren. Tabelle 6 stellt die Ergebnisse der am häufigsten untersuchten Outcomes im Einzelnen dar.

Tab. 6: Darstellung der Häufigkeit positiver Ergebnisse der am häufigsten untersuchten Outcome-Parameter im Kontext von Health Information Exchange in Abhängigkeit des Studiendesigns

Outcome	Beobachtungsstudien mit positivem Ergebnis	Experimentelle Studien mit positivem Ergebnis
Inanspruchnahme von Versorgungsleistungen (n = 67), z. B.: Einweisungen in das Krankenhaus (n = 14) Anordnung bildgebender Verfahren (n = 12)	75,6 % (31 von 41*) 90 % 63 % 83 %	11,5 % (3 von 26*) keine 25 % 25 %

Outcome	Beobachtungsstudien mit positivem Ergebnis	Experimentelle Studien mit positivem Ergebnis
Anordnung von Laboruntersuchungen oder diagn. Tests (n = 10)		
Wiedereinweisungen in das Krankenhaus (n = 5)	100 %	keine
Wiederholung von Laboruntersuchungen oder diagn. Tests (n = 5)	67 %	50 %
Gesundheitskosten (n = 11), z. B.:	**55,6 %** (5 von 9*)	**100 %** (2 von 2*)
Reduzierte Kosten je Arztbesuch (n = 5)	50 %	beide
Jährliche finanzielle Einsparungen (n = 3)	100 %	-**
Kosten für Laboruntersuchungen (n = 2)	keine	beide
Kosten für bildgebende Verfahren (n = 1)	keine	-**
*Anzahl der in eingeschlossenen Studien analysierten Parameter;		
**keine Studie bekannt		

Quelle: Eigene Darstellung in Anlehnung an Rahurkar et al. (2015).

Weitere weniger häufige Dimensionen der im HIE-Kontext untersuchten Outcome-Parameter umfassen:

- **Versorgungsqualität (n = 6):** u. a. gemessen an der Adhärenz zu evidenzbasierten Leitlinien oder klinischen Laborparametern wie dem Hämoglobinwert,
- **Koordination der Versorgung (n = 6):** u. a. gemessen an der Kommunikation zwischen verschiedenen Leistungserbringern,
- **Patientenerfahrungen (n = 2):** u. a. erfasst über Fragebögen zur Patientenzufriedenheit,
- **Krankheits-Surveillance (n = 2):** u. a. gemessen an der automatischen Übersendung von meldepflichtigen Krankheiten an zuständige Behörden.

Für diese Dimensionen wurden mit einer Ausnahme ausschließlich Beobachtungsstudien durchgeführt. Die Ergebnisse bescheinigen HIE – je nach Dimension – zu 80 % – 100 % positive Effekte.

Der systematische Review von Rahurkar et al. (2015) offenbart einen umfassenden Überblick über die Studienlandschaft im Kontext des elektronischen Austauschs von Gesundheitsdaten. Es wird dabei deutlich, dass bei Evaluationen Beobachtungsstudien – insbesondere Kohortenstudien – überwiegen und experimentelle Designs wie RCTs weniger häufig angewendet werden. Die Evidenz, die die nutzenstiftende Anwendung von HIE belegt, gründet sich somit vornehmlich auf solchen Studien, die nicht den höchsten Evidenzklassen entsprechen. Jedoch muss kontrovers diskutiert werden, wie operabel und realitätsnah RCTs im Kontext von HIE – aber auch Health IT im Allgemeinen – gelten dürfen. Weitere aktuelle systematische Reviews, die sich mit den Auswirkungen von HIE auf Outcome-Parameter auseinandersetzen, stammen von Rudin et al. (2014) und Hersh et al.

(2015). Im Ergebnis unterscheiden sich diese jedoch nicht von der Arbeit von Rahurkar et al. (2015).

2.2.4 Einbindung des Patienten über Patientenportale und Personal Health Records

Der Patientenzugriff auf Gesundheitsinformationen ist ein weiterer Aspekt, der im Kontext der ePA wissenschaftlich untersucht wird. Für IT-Lösungen, die Patienten diesen Zugriff ermöglichen, werden in der internationalen Literatur zumeist die Begrifflichkeiten „Personal Health Record" und „Patient Portal" mehr oder weniger synonym verwendet. Allerdings bestehen seitens der Technik Unterschiede, ob der patientenzugängliche Teil einer Patientenakte in eine Gesamt-ePA integriert ist oder eine „Stand alone Lösung" darstellt. Der Übersichtlichkeit wegen soll in der Folge der Begriff des **Patientenportals** verwendet werden. Gemeint ist damit jegliche Ausgestaltungsform, die es Patienten mindestens erlaubt, auf elektronischem Wege über einen personalisierten, geschützten Zugang auf die eigenen Gesundheits- und Versorgungsdaten zugreifen zu können (Otte-Trojel et al., 2014). Solche Anwendungen, die wie einige Apps privater Anbieter ausschließlich patientenseitig die Möglichkeit bieten, Krankheiten, Arztbesuche oder Therapieinhalte digital zu dokumentieren und zu verwalten, ohne dabei an die ärzteseitig geführte ePA gekoppelt zu sein, sind ausdrücklich nicht Teil dieser Untersuchung.

Welche Elemente und Funktionen den Patienten tatsächlich zur Verfügung stehen, kann zwischen verschiedenen Angeboten stark variieren. Grundsätzlich werden folgende Funktionen von Patientenportalen in der Literatur beschrieben (Price et al., 2015):

- Zugriff auf eigene **Gesundheitsdaten** (u. a. Befunde, Labordaten oder Röntgenbilder, die von Leistungserbringern bereitgestellt werden),
- Zugriff auf **evidenzbasierte Informationen** zu Krankheitsbildern (bspw. in Bezug auf Verlauf, Lebensstil, Therapie und Krankheitsmanagement),
- Aktive Unterstützung des Selbstmanagements des Patienten durch:
  - **Tagebuchfunktion:** Dokumentieren von subjektiven Krankheitserfahrungen und objektiven Messwerten wie Blutdruck oder Blutzucker über manuelle Eingabe oder sog. „Wearables",
  - **Planungsfunktionen:** Setzen und Kontrollieren persönlicher Ziele (bspw. in Bezug auf Gewicht oder Aktivitätslevel),
  - Evidenzbasierte **Entscheidungsunterstützung** (Personal Decision Support) in Bezug auf Therapie- und Medikationsmanagement,
  - **Erinnerungsfunktionen** (u. a. bezüglich Medikamentendosierung oder Ernährungsweisen),
- Kommunikationsmöglichkeiten mit behandelnden Leistungserbringern:
  - Sicherer Austausch von Nachrichten,

- Privates Teilen von Gesundheitsdaten,
- Terminverwaltung,

• Austauschmöglichkeiten mit Selbsthilfegruppen oder anderen Betroffenen.

Die Einbindung von Patienten über Patientenportale kann nach dem grundlegenden systematischen Review von Ammenwerth et al. (2012) sechs Outcome-Dimensionen beeinflussen, die in späteren systematischen Arbeiten von Otte-Trojel et al. (2014), Kruse et al. (2015) und auch Price et al. (2015) bestätigt wurden:

1. Klinische Outcomes,
2. Inanspruchnahme von Gesundheitsleistungen,
3. Patientenadhärenz,
4. Kommunikation zwischen Leistungserbringer und Patient,
5. Patienten-Empowerment und
6. Patientenzufriedenheit.

Die Evidenz zu diesen sechs Outcome-Dimensionen ist jedoch unterschiedlich stark ausgeprägt: Ammenwerth et al. (2012) gingen bei der Selektion der Studien recht rigoros vor und schlossen ausschließlich RCTs und quasi-experimentelle Studien in ihren Review ein. Zwischen 1990 und 2011 konnten sie dementsprechend auch nur fünf Studien identifizieren. Die Evaluationen dieser vergleichsweise frühen Generation von Patientenportalen ergaben in den Interventionsgruppen spärliche Hinweise hinsichtlich eines Rückgangs von Arztbesuchen in der Primärversorgung und einer zunehmenden Kommunikation zwischen Arzt und Patient über elektronisches Messaging. Am ehesten klinisch relevant waren Hinweise auf eine gesteigerte Behandlungsadhärenz von Patienten. Aufgrund der geringen Studienanzahl und dem Mangel an statistischer Signifikanz in den meisten Studien schlossen die Autoren in erster Linie darauf, dass die erhofften positiven Effekte insbesondere in Bezug auf Patienten-Empowerment und Qualität der Gesundheitsversorgung nicht mit ausreichender Evidenz belegbar seien.

Kruse et al. (2015) verfassten ein Update zur Arbeit von Ammenwerth et al. (2012). Sie identifizierten dabei 27 Studien, die zwischen 2011 und 2014 durchgeführt wurden und sich mit den Auswirkungen von Patientenportalen auf die sechs Outcome-Dimensionen auseinandersetzten. Die größere Anzahl an eingeschlossenen Studien ist einerseits auf den Zuwachs an Studien zum Thema Patientenportal zurückzuführen, andererseits jedoch vor allem auch auf eine „Aufweichung" der Ansprüche an das Studiendesign zu erklären. Kruse et al. (2015) schlossen zusätzlich zu experimentellen und quasi-experimentellen auch Beobachtungsstudien ohne Kontrollgruppe mit ein. Am häufigsten berichten dabei die Studien von Verbesserungen bezüglich der **Medikamentenadhärenz**, des **Krankheitsbewusstseins** und der **Selbstmanagementfähigkeit** von Patienten. In Bezug auf die Inanspruchnahme von Gesundheitsleistungen konnte festgestellt werden, dass sich die **Zahl an Arztbesuchen verringerte**, die wahrgenommenen Arztbesuche dabei aber tendenziell länger andauerten, da die Patienten informierter in die Sprechstunde kamen und die Zeit für zusätzliche Nachfragen nutzten. Des Weiteren werden häufiger **Maßnahmen der Präventivmedizin** ergriffen. Die Ergebnisse der Studien weisen darauf hin, dass die **Patientenzufriedenheit** mit dem Einsatz von Patientenportalen zunimmt. Neuere Studienergebnisse aus der „open notes Bewegung" in den USA bestätigen, dass Patienten, die Einblick in ihre ePA haben, aktiver in den Versorgungsprozess eingebunden sind und über ein besseres Verständnis ihres Gesundheitszustandes verfügen (Esch et al., 2016).

Der systematische Review von Price et al. (2015) untersuchte, welche Krankheitsbilder durch die Einbindung der Patienten über Patientenportalen positiv beeinflusst werden können. Die Autoren konnten 23 Studien identifizieren, die sich mit der Nutzung von Patientenportalen im Sinne von „Gesundheitsinterventionen" beschäftigten. 70 % (16 Studien) der eingeschlossenen Studien konnten positive Effekte durch Patientenportale nachweisen. Es bestehen erste Belege hinsichtlich eines medizinischen Nutzens für einige **Erkrankungen** wie **Diabetes mellitus**, **Bluthochdruck**, **Asthma**, **HIV** und **Glaukome** sowie bei **Fertilitätsproblemen**. Den meisten Krankheitsbildern ist gemein, dass Verhaltensänderungen einen direkten Einfluss auf den Krankheitsverlauf haben können, weshalb es von besonderer Bedeutung ist, Patienten beim Selbstmanagement zu unterstützen. Dies kann über Patientenportale geschehen. Die identifizierten Krankheitsbilder erlauben dabei ein engmaschiges **Monitoring** relevanter Krankheitsparameter. Die Autoren weisen jedoch explizit darauf hin, dass die von ihnen aufgestellte Liste an Erkrankungen keinen abschließenden Charakter hat, sondern lediglich den aktuellen Stand der Literatur widerspiegelt. Für andere Krankheitsbilder wie Krebs, multiple Sklerose oder Immunthrombozytopenie wurde die Wirkung von Patientenportalen zwar untersucht, jedoch konnten die vorteilhaften Auswirkungen auf die Versorgungsqualität bisher noch nicht statistisch signifikant nachgewiesen werden. Price et al. (2015) führen dies darauf zurück, dass die Ausgestaltung des Patientenportals in diesen Fällen nicht ausreichend an die krankheitsspezifischen Bedürfnisse von Patienten angepasst oder in ihrer Handhabbarkeit problematisch war. Außerdem wurden Krankheitsbilder wie Adipositas bisher noch nicht eingehend in Bezug auf den medizinischen Nutzen von Patientenportalen evaluiert, sodass ein aufgrund der Ähnlichkeit zu Krankheitsbildern wie Diabetes mellitus oder Bluthochdruck erwartbarer Nutzen (noch) nicht beurteilt werden kann.

Betrachtet man die evaluierten Patientenportale genauer, wird deutlich, dass in keinem der Fälle sämtliche in der Literatur beschriebenen Funktionen zur Verfügung stehen. Vielmehr erfüllen die Patientenportale nur Teilaspekte der theoretisch möglichen Funktionen. Am vielfältigsten sind die Funktionen von Patientenportalen im Kontext des Krankheitsbilds des Diabetes mellitus ausgeprägt. Am häufigsten werden Patientenportale bisher genutzt, um Patienten Zugang zu allgemeinen, evidenzbasierten Gesundheitsinformationen zukommen zu lassen und die Kommunikation zwischen Leistungserbringern und Patienten zu verbessern.

Daneben gewinnt der Zugriff auf persönliche Gesundheitsdaten oder die Möglichkeit diese zu kommentieren an Bedeutung (Price et al., 2015).

Bemerkenswert ist, dass auch im Kontext der Patientenportale Lösungen, die in eine globale ePA integriert sind, bessere Ergebnisse erzielen als „Stand alone Anwendungen": 76 % (17 von 23) der Studien mit integriertem Patientenportal fanden positive Effekte, während dies bei „Stand alone Anwendungen" nur in 50 % (drei von sechs) der Studien gelang (Price et al., 2015). Negative Auswirkungen von Patientenportalen werden in keiner der Studien berichtet.

Die bisher vorgestellten systematischen Reviews bringen Patientenportale in Verbindung mit positiven Outcomes (Ammenwerth et al., 2012; Kruse et al., 2015; Price et al., 2015). Otte-Trojel et al. (2014) legten den Fokus in ihrer systematischen Untersuchung hingegen darauf, welcher Mechanismus hinter dem Beitrag von Patientenportalen zu den sechs verschiedenen Outcome-Dimensionen steht (Referenz). Das Forschungsinteresse lag somit nicht – wie bei den anderen Reviews – darauf, ob und welche Outcomes sich verbessern, sondern wie und auf welchem Wege diese Outcomes durch Patientenportale beeinflusst werden. Sie identifizierten aus 18 eingeschlossenen Studien **vier Kernmechanismen:**

1. **Patienteneinblick in Informationen**: Zugriff auf persönliche Gesundheitsdaten ermächtigt und motiviert Patienten dazu, sich aktiver in den Versorgungsprozess einzubinden und die Korrektheit und Verständlichkeit der Informationen zu kontrollieren,
2. **Aktivierung von Informationen**: Entscheidungsunterstützende Instrumente wie Erinnerungsfunktionen z. B. zur Medikamenteneinnahme helfen dem Patienten, Therapien effektiver umzusetzen,
3. **Versorgungskontinuität:** Verbesserte Möglichkeiten sich langfristig mit Leistungserbringern auszutauschen und ein vertrauensvolles Verhältnis zu entwickeln,
4. **Lotsenfunktion:** Patienten werden effektiver durch das Gesundheitssystem navigiert und können niederschwelliger in Kontakt zu Behandlern oder Institutionen treten.

Diese vier Mechanismen setzen Otte-Trojel et al. (2014) in Verbindung zu den sechs Outcome-Dimensionen von Ammenwerth et al. (2012). Sie weisen damit darauf hin, dass Patientenportale Outcomes durch multiple Mechanismen beeinflussen. Um zukünftig besser zu verstehen, wie Patientenportale tatsächlich auf die Versorgung wirken, regen Otte-Trojel et al. (2014) an, in Evaluationen genauer festzuhalten, welche Mechanismen hinter dem Erreichen von Outcomes stecken.

2.3 Faktoren der Implementierung elektronischer Patientenakten

Um tatsächlich Versorgungsvorteile aus der Anwendung der ePA und mit ihr assoziierter Funktionen realisieren zu können, ist es unerlässlich zu verstehen, wie Leistungserbringer und Patienten deren Anwendung wahrnehmen und bewerten. Aus der Implementierungsforschung ist bekannt, dass Anwenderzufriedenheit stark mit dem Erreichen positiver Outcomes korreliert ist. Das heißt, nur wenn Anwender die ePA überhaupt als sinnvolle Ergänzung wahrnehmen und mit ihren Funktionen und ihrer Ausgestaltung zufrieden sind, können Vorteile erzielt werden (McGinn et al., 2011). In der Folge sollen deshalb zentrale, anwenderseitig wahrgenommene Barrieren bei der Implementierung dargestellt werden. Gleichermaßen soll diesen Barrieren mit Erkenntnissen zu einer optimierten Implementierung begegnet werden. Die untersuchten Implementierungsfaktoren beziehen sich in erster Linie auf die Perspektive von Leistungserbringern (Ärzte und andere Gesundheitsberufe) und seltener auf die der Verwaltungsebene von Gesundheitseinrichtungen oder Patienten. Die folgende Auflistung verschiedener Implementierungsfaktoren greift auf systematische Arbeiten von Boonstra und Broekhuis (2010), McGinn et al. (2011), Nguyen et al. (2014) und Kruse et al. (2015) zurück.

1. Technische Aspekte und Benutzerfreundlichkeit

Leistungserbringer berichten von technischen Problemen, die sie an Leistungsfähigkeit und Zuverlässigkeit der Systeme zweifeln lassen. Es ist in diesem Zusammenhang von langsamen Systemen oder Systemabstürzen die Rede, aber auch von mangelnder Individualisierbarkeit von Anwendungen sowie Problemen bei der Interoperabilität, die den Austausch von Daten erschweren. Um unterstützend auf die Arbeitsprozesse wirken zu können, ist es Grundvoraussetzung, dass Anwender mit den Funktionen der ePA vertraut sind. Mangelnde technische Kenntnisse und eine gefühlte Überforderung bei der Anwendung sind Barrieren bei der Implementierung. Begegnen lassen sie sich mit fortlaufenden Schulungen und hausinternen Ansprechpartnern sowie einer möglichst hohen Benutzerfreundlichkeit. Die wahrgenommene Benutzerfreundlichkeit ist eng mit der technischen Ausgestaltung und dem Design der ePA verknüpft: Wenn Systeme als an den Arbeitsprozessen der Anwender orientiert wahrgenommen werden, werden sie als wertvolles unterstützendes Instrument bewertet. Wenn die Systeme jedoch nicht den Ansprüchen und Fähigkeiten der Nutzer entsprechen, werden sie als zusätzliche Last und Verkomplizierung der Arbeitsprozesse empfunden.

2. Produktivität und Leistungsaspekte

Ähnlich ambivalent stellt sich die Wahrnehmung auch in Bezug auf die Beeinflussung der Arbeitsproduktivität dar. Anwender berichten teilweise von einer verringerten Leistungsfähigkeit durch Umstellungen auf ePA-Systeme: Ein seitens der Leistungserbringer häufig bemühtes Argument ist in diesem Zusammenhang, dass durch die Auseinandersetzung mit der ePA Zeit verloren ginge, die sonst für die eigentliche klinische Arbeit genutzt werden könnte. Auf der anderen Seite berichten Anwender von gesteigerter Effizienz in ihren Arbeitsprozessen, verbesserten Informationszugang sowie besseren Kommunikationsmöglichkeiten. Die ambivalente Wahrnehmung des Implementierungsprozesses wird beispielsweise in einer Studie von Kossmann (2006) veranschaulicht: Hier wurden Krankenpfleger zu ihren Erfahrungen im Umgang mit der ePA befragt. Die Krankenpfleger gaben auf der einen Seite an, dass sie ihre Leistungsfähigkeit verschlechtert einschätzen, da sie weniger Zeit mit dem Patienten verbringen. Auf der anderen Seite berichten dieselben Krankenpfleger, dass sich ihre Leistungsfähigkeit durch optimierten Zugriff auf und Organisation von pflegerelevanten Patienteninformationen verbessert habe.

3. Finanzielle Fragen

Hohe Implementierungs- und Betriebskosten werden allgemein als Barrieren wahrgenommen. Vor allem Ärzte und Leiter von Gesundheitseinrichtungen äußern in Studien Unsicherheit bezüglich der Rentabilität und einen mangelnden Zugang zu Ressourcen.

4. Sicherheit und Privatsphäre

Anwender äußern Bedenken bezüglich der Sicherheit von Patientendaten insbesondere im Hinblick auf unautorisierten Zugriff oder Weitergabe von Daten an Dritte. Interessanterweise äußern sich im Review von McGinn et al. (2011) vor allem Leistungserbringer kritisch bezüglich des Datenschutzes. Studien zu Patientenmeinungen fallen gemischt aus. Während einige Studien Bedenken anmelden, sehen Patienten in anderen Studien die Thematik weniger problematisch.

5. Wahrgenommene Nützlichkeit und Motivation zur Anwendung

Wenn Leistungserbringer nicht an die medizinische Sinnhaftigkeit der ePA glauben und technologischen Veränderungsprozessen dementsprechend skeptisch gegenüberstehen, wirkt sich dies als Implementierungsbarriere aus. Umgekehrt identifizieren systematische Arbeiten die von Anwendern wahrgenommene Nützlichkeit und die Motivation zur Anwendung als zentrale Förderfaktoren der Implementierung. In diesem Kontext ist auch die Einstellung gegenüber technischen Hilfsmitteln ein entscheidender Punkt. Manche Leistungserbringer nehmen deren zunehmende Einbindung als Bedrohung wahr und sehen bspw. die persönliche Arzt-Patienten-Beziehung dadurch gefährdet. Andere interpretieren die Funktionen hingegen als Tool zu einer patientenzentrierten Versorgung.

2.4 Diskussion der Evidenzlage

Diskussion der Ergebnisse

Allgemein werden Health IT-Anwendungen überwiegend positiv evaluiert (Jones et al., 2014). Entscheidend in Bezug auf den Einsatz der ePA ist dabei, dass eine digitale Speicherung oder Übertragung von Daten alleine noch keinen Versorgungsmehrwert bedeutet. Nur wenn Funktionen die Arbeitsprozesse von Leistungserbringern auch inhaltlich unterstützen, zeigen sich positive Versorgungseffekte. Dies wird z. B. daran verdeutlicht, dass eine ePA insbesondere in Verbindung mit entscheidungsunterstützenden Systemen (CDSS) für Leistungserbringer zu effektiverer und effizienterer Versorgung führen kann (Campanella et al., 2016; Goldzweig et al., 2015; Moja et al., 2014). Sichtbar wird dies in Studien bisher vor allem an einer leitliniengetreuen Versorgung, weniger Medikationsfehlern und ADEs sowie einer Senkung des krankheitsübergreifenden Morbiditätsrisikos.

Der einrichtungs- und sektorenübergreifende Austausch von Patientendaten (HIE), der auch in eine ePA integriert stattfinden kann, liefert bisher vor allem Evidenz für einen ressourcenschonenderen Umgang mit Versorgungsleistungen. So können z. B. medizinisch nicht notwendige Diagnostiken (Laboruntersuchungen, bildgebende Verfahren) oder Krankenhauseinweisungen durch HIE reduziert werden. Im Vergleich zu den am Markt befindlichen HIE-Lösungen ist bisher jedoch nur ein geringer Anteil überhaupt in Bezug auf versorgungsrelevante Outcomes evaluiert worden, weshalb eine umfassende Bewertung der tatsächlichen Wirkung schwierig ist (Hersh et al., 2015; Rahurkar et al., 2015; Rudin et al., 2014).

Der Patientenzugriff auf Informationen und Funktionen der ePA über Patientenportale wirkt sich nach bisheriger Evidenzlage vor allem positiv auf das Krankheitsbewusstsein und die Selbstmanagementfähigkeit von Patienten aus. Patienten sind informierter, therapieadhärenter und ergreifen häufiger präventive Maßnahmen. Das große Potential von Patientenportalen für eine nachhaltige Optimierung medizinischer Outcomes liegt im Zusammenspiel aus Selbstmanagement durch den Patienten und optimiertem Monitoring durch Leistungserbringer bei regelmäßiger Rückspiegelung über Feedbackschleifen. Die meisten Studien zu Patientenportalen wurden im Setting von großen, gut organisierten integrierten Versorgungsnetzwerken durchgeführt. Dort sind Patientenportale bisher eher Ergänzungen zu bereits bestehenden Disease-Management-Programmen, die an sich schon eine Verbesserung der Versorgung darstellen. Es ist daher anzunehmen, dass Patientenportale in stärker fragmentierten Versorgungskontexten noch größere Auswirkungen haben könnten. Dort stellt sich dann jedoch verstärkt die Frage, wie Patientenportale erfolgreich implementiert werden können, wenn Strukturen noch nicht so stark ausgeprägt sind wie im Fall von integrierten Versorgungsnetzwerken. Für die direkte Beeinflussung (harter) medizinischer Outcomes wie Morbidität und Mortalität besteht bisher jedoch keine eindeutige Evidenz (Boonstra und Broekhuis, 2010; Kruse et al., 2015; McGinn et al., 2011; Nguyen et al., 2014; Otte-Trojel et al., 2014; Price et al., 2015).

Die in der Literatur beschriebenen Effekte beziehen sich fast durchgehend auf Teilfunktionen einer umfassenden einrichtungsübergreifenden ePA. Erkenntnisse aus systematischen Arbeiten deuten darauf hin, dass in Bezug auf Health IT-Funktionen bessere Effekte erzielt werden, wenn Funktionen in ein umfassendes ePA-System integriert werden und nicht fragmentiert als „Stand alone Lösungen" implementiert werden (Buntin et al., 2011). Um jedoch überhaupt positive Effekte durch den Einsatz von Health IT zu erzielen, ist es von großer Bedeutung neben den reinen Effekten ihres Einsatzes auch die Umstände ihrer Implementierung zu verstehen (Jones et al., 2014).

In der Implementierungsforschung zeigt sich, dass es häufig ein und dieselben Faktoren sind, die je nach subjektiver Sichtweise und Einstellung der Befragten, technischer Ausgestaltung der ePA und weiterer kontextuellen Elemente die Implementierung in die eine oder andere Richtung beeinflussen können. Anwender führen am häufigsten finanzielle, rechtliche, technische oder zeitbezogene Begründungen an, wenn sie gefragt werden, was sie als Bedrohung durch eine ePA wahrnehmen (Kruse et al., 2015). Dies ist jedoch nur eine Seite der Medaille, denn diese primär geäußerten Bedenken werden von tiefer liegenden sog. sekundären Barrieren begleitet, die z. B. psychologischer, organisatorischer und sozialer Natur sein können (Boonstra und Broekhuis, 2010). Diese Erkenntnis ist für Policymaker und Entscheidungsträger im Gesundheitswesen eine ganz entscheidende, da daraus abzuleiten ist, dass es nicht ausreicht, lediglich technische, finanzielle oder rechtliche Barrieren zu beheben. Neben einer ansprechenden Incentivierung, fundierten rechtlichen Rahmenbedingungen und Bereitstellung einer leistungsstarken Technik ist es entscheidend, Anwender, die mit den Systemen täglich arbeiten sollen, in inhaltliche Entwicklungs- und organisatorische Umsetzungsprozesse aktiv miteinzubinden (Nguyen et al., 2014).

Entscheidend für eine zielführende Implementierung von ePA-Systemen ist es, Leistungserbringer von den unterstützenden Eigenschaften der ePA für klinische Arbeitsprozesse zu überzeugen und somit für eine intrinsische Motivation zur Nutzung der ePA und ihrer Funktionen zu sorgen (McGinn et al., 2011). Generelle Empfehlungen zur Implementierung fallen jedoch schwer, da sie in großem Umfang von spezifischen Begebenheiten des Gesundheitssystems sowie Größe und Schwerpunkt der Gesundheitseinrichtung abhängig sind – eine *„one way fits all"*-Lösung kann deshalb nicht bestehen (Boonstra und Broekhuis, 2010). Dennoch kann durch die Kenntnis betroffener Dimensionen ein umfassender Implementierungsansatz gewählt werden, der empfundene Barrieren umschifft.

Diskussion limitierender Faktoren und der Methodik

Die systematische Bewertung der Evidenzlage zur ePA und ihren möglichen Health IT-Funktionen unterliegt einigen Limitationen, die an dieser Stelle zusammenfassend dargestellt werden sollen. Ein wichtiger Punkt ist dabei, dass in systematischen Reviews unterschiedliche Systeme betrachtet werden, sodass zwischen den Studien erhebliche Unterschiede in der Ausgestaltung des jeweiligen Systems bestehen können. Diese Heterogenität vor allem im Hinblick auf Art der Software, Funktionsvielfalt, Anwenderfreundlichkeit oder Setting der Implementierung macht es schwierig, verschiedene Systeme miteinander zu vergleichen (Thompson et al., 2015). Erschwerend kommt dabei hinzu, dass in vielen Studien die genaue Ausgestaltung der jeweiligen Anwendung nicht hinreichend beschrieben ist, sodass die bestehenden Unterschiede gar nicht erst berücksichtigt werden können (Jones et al., 2014).

Aufgrund der großen Heterogenität der Studienlandschaft können Metaanalysen beispielsweise in Bezug auf ökonomische Zielgrößen nicht durchgeführt werden (Campanella et al., 2016; Rudin et al., 2014). Problematisch ist außerdem, dass zum Teil Angaben zur tatsächlichen Nutzung der Health IT-Anwendung fehlen, sodass nicht bekannt ist, wie stark diese in die tatsächlichen Arbeitsabläufe integriert ist. Tendenziell deuten einige Studien darauf hin, dass bessere Ergebnisse erzielt werden, wenn die jeweilige Anwendung nicht nur vereinzelt, sondern flächendeckend in Einrichtungen genutzt wird (Rahurkar et al., 2015). Ein weiterer limitierender Aspekt besteht darin, dass Technologien sich sehr schnell weiterentwickeln und somit unterschiedliche Systemgenerationen in die Bewertung der systematischen Reviews miteinbezogen werden. Außerdem können aufgrund der schnellen Weiterentwicklung der Systeme Studien nicht über einen so langen Zeitraum durchgeführt werden, wie es nötig wäre, um stärkere Effekte nachweisen zu können.

Kontrovers wird die Wahl des Studiendesigns im Kontext von Health IT diskutiert. Am Beispiel des HIE konnten Rahurkar et al. (2015) zeigen, dass Beobachtungsstudien deutlich häufiger als experimentelle Studien durchgeführt werden und dabei häufiger zu positiven Ergebnissen kommen. HIE im Studiendesign eines RCT unter realen Bedingungen zu evaluieren stellt oftmals unüberwindbare Herausforderungen dar. Ursächlich dafür sind in erster Linie die hohen (technologischen) Implementierungskosten sowie die limitierte Verfügbarkeit an passenden Kontrollgruppen aus Ärzten, Patienten oder gesamten Institutionen. Hat bspw. ein Krankenhaus die Entscheidung getroffen, in die nötige HIE-Technologie zu investieren, schreckt es oftmals davor zurück, die Anwendung nur auf bestimmte Teilbereiche zugunsten einer umfassenden Evaluation mit Kontrollgruppe zu reduzieren. Das Krankenhaus bevorzugt hingegen eine möglichst breite Anwendung der Technologie, um durch a priori vermutete Effizienz- und Qualitätseffekte die Investition möglichst schnell zu amortisieren. Der Mangel an passenden Kontrollgruppen führt dazu, dass auf alternative Studiendesigns zurückgegriffen werden muss, die nicht die höchsten Evidenzkriterien erfüllen. Am häufigsten wird dabei auf Kohortenstudien zurückgegriffen, die jedoch potentiell bestehende Effekte auf Basis von Selektionseffekten und Confounding eher überschätzen.

Festzuhalten bleibt jedoch auch, dass RCTs zwar eine hohe interne Validität aufweisen, jedoch der Einschränkung unterliegen, unter kontrollierten Idealbedingungen durchgeführt zu werden, die nicht ohne weiteres auf reale Bedingungen übertragbar sind. Um die Evidenzlage zum Einsatz von HIE zukünftig zu verbessern, regen Rahurkar et al. (2015) an, den methodischen Fokus auf Studiendesigns zu legen, die vor allem das Risiko von einem Selektionsbias minimieren und Kausalzusammenhänge zwischen HIE und Outcomes zuverlässiger schätzen können. Eine Chance hierfür sehen die Forscher vor allem in der Anwendung quasi-experimenteller Studiendesigns, die die reine Prä-Post-Betrachtung ohne Kontrollgruppe ergänzen könnten. Hierbei können beispielsweise je nach Fokus der Untersuchung gematchte Institutionen, Ärzte oder Patienten aus strukturähnlichen Regionen als Kontrollgruppe herangezogen werden, um tatsächlich dem HIE zuordenbare Effekte besser zu isolieren. Auf diese Weise soll die Unsicherheit bezüglich des Ausmaßes der eintretenden Effekte minimiert und das Evidenzniveau gesteigert werden können (Rahurkar et al., 2015). Alles in allem sollte bei der Evaluation von Health IT-Funktionen praktikable und innovative Studiendesigns forciert werden, die nah an der Versorgungsrealität orientiert und gut umsetzbar sind – auch wenn dies nicht (immer) dem höchsten klinischen Evidenzmaßstab eines RCTs entspricht.

Neben Anregungen bezüglich des Studiendesigns bestehen in der Literatur für zukünftige Studien auch inhaltliche Veränderungsvorschläge. Aufgrund der zunehmenden Verbreitung von Technologien im Gesundheitswesen regen Forscher an, dass zukünftige Untersuchungen weniger darauf abzielen sollten, ob Versorgungsvorteile durch Health IT erreicht werden können, sondern sich eher der Frage widmen sollten, wie dies geschehen kann (Hersh et al., 2015). In diesem Zusammenhang besteht die Notwendigkeit, künftige Studien stärker auch in Settings außerhalb des stationären Sektors durchzuführen, der bisher die meisten Studien für sich beansprucht. So sollten auch Settings der Primärversorgung, Pflege oder öffentlichen Gesundheit untersucht und damit eine breitere Patientenbasis miteinbezogen werden (Rahurkar et al., 2015). Daneben wird angeregt, noch stärker als bisher Zusammenhänge zwischen erreichten Outcomes und der konkret verfolgten Implementierungsstrategie zu erforschen. Auf diese Weise können bessere Rückschlüsse auf Erfolgs- und Misserfolgsfaktoren gezogen und besser verstanden werden, was erfolgreiche Anwender von weniger erfolgreichen Implementierungen unterscheidet. So können best practice-Beispiele generiert und sowohl technische als auch organisatorische Learnings auf andere Settings übertragen werden (Jones et al., 2014).

3 Case Studies

Die folgenden Case Studies sollen die Situation und Fortschrittlichkeit bei der Implementierung und Nutzung von ePA in ausgewählten Ländern beleuchten und aufzeigen, dass die Nutzung einer ePA erhebliche Effizienz- und Effektivitätssteigerungen generieren kann. Dabei erfolgte die Auswahl der einzelnen Länder aus unterschiedlichen Gründen. Dänemark beispielsweise gilt europaweit als Pionier bei der Verwendung von IT im Gesundheitswesen. Israel wird weltweit als Innovationspionier wahrgenommen und arbeitet unerbittlich daran, seinem Ruf als Start-Up-Nation gerecht zu werden und den vorderen Platz der Weltspitze zu verteidigen. Im stark fragmentierten Gesundheitswesen der Vereinigten Staaten (USA) soll der Blick vor allem auf die Anwendung der ePA als Teil einer organisationinternen Netzwerkstrategie im Best Practice Beispiel von Kaiser Permanente gerichtet werden. Österreich hingegen weist sowohl gesundheitssystem- als auch mentalitätsbezogen große Ähnlichkeiten zur Bundesrepublik auf, weshalb auch hier eine nähere Beleuchtung des Status quo im Nachbarland äußerst sinnvoll erscheint. In Neben Ländern betrachten wir mit Apple und Google auch zwei Unternehmenslösungen. Es ist denkbar, dass nicht staatliche Institutionen oder Krankenkassen in Zukunft eine ePA ihren Versicherten anbieten werden, sondern derartige private Anbieter.

3.1 Dänemark

Dänemark gilt allgemein – wie die anderen skandinavischen Ländern auch – als eines der Vorzeigeländer in der Umsetzung und Nutzung von Telematik- und E-Health-Anwendungen im Gesundheitswesen. Mit dem Einsatz einer ePA wurde hier nicht erst vor wenigen Jahren begonnen – vielmehr hat diese spätestens seit den 1990er Jahren eine feste Daseinsberechtigung im System und kann somit auf eine Tradition von über 20 Jahren zurückblicken.

3.1.1 Dänemark auf einen Blick

Mit Gesundheitsausgaben von zuletzt 10,8 % des BIP (Stand: 2014) gilt das Gesundheitssystem Dänemarks[3] als eines der kostenintensivsten – und zugleich auch der besten – weltweit (World Health Organization, 2016). Das dänische Gesundheitssystem wird nicht – wie das deutsche – über Beiträge zur Krankenversicherung finanziert, sondern über Steuern (Beveridge-Modell). Seit der großen

---
3   Neben dem eigentlichen Kernland (ca. 5,6 Mio. Einwohner) gehören Dänemark noch die – relativ autonomen – Außengebiete Färöer (ca. 48.300 Einwohner) und Grönland (ca. 56.300 Einwohner) an (Auswärtiges Amt, 2016a). Da sich sowohl die Gesetzgebung als auch damit einhergehend das Gesundheitssystem dieser vom Kernland teilweise stark unterscheiden (Olejaz, Nielsen, Rudkjøbing et al., 2012), werden sie im Folgenden nicht näher betrachtet.

Kommunalreform[4] im Jahr 2007 besteht Dänemark aus insgesamt 98 Gemeinden in fünf Regionen (Europäische Kommission, 2014a), die diese Steuern in Form einer Einkommenssteuer von 8 % des zu versteuernden Einkommens erheben. Außerdem gibt es für das Gesundheitssystem Zuschüsse seitens des Staates (Olejaz et al., 2012). Es ist dezentral und dreigliedrig (Staat, Regionen, Gemeinden) organisiert und bietet freie Gesundheitsversorgung für alle Staatsangehörigen (universal health coverage) (Kierkegaard, 2015; Kroigaard, 2013).

Das Ministerium für Gesundheit und Senioren (Sundheds- og Ældreministeriet) (im Folgenden lediglich als Ministerium für Gesundheit bezeichnet) ist für die Gesundheitsgesetzgebung sowie alle administrativen Aufgaben in Bezug auf Organisation und Finanzierung des Gesundheitswesens und der Krankenversicherung sowie die Zulassung von Arzneimitteln und den Apothekenbereich zuständig (Sundheds- og Ældreministeriet, 2016). Die fünf Regionen sind verantwortlich für die Gesundheitsversorgung im stationären Sektor sowie für den ambulanten Bereich (niedergelassene Ärzte). Die Verantwortung der Gemeinden liegt insbesondere im Bereich Pflegeheime, Rehabilitationseinrichtungen, Schulgesundheit und Prävention (Europäische Kommission, 2014a; Kierkegaard, 2015; Olejaz et al., 2012).

85 % des dänischen Gesundheitssektors sind staatlich und 15 % privat organisiert. Im ambulanten Bereich ist das Gesundheitssystem durch eine starke Gatekeeper-Rolle der Hausärzte geprägt. Jeder Däne (mit sehr wenigen Ausnahmen) ist verpflichtet, einen festen Hausarzt zu haben. 90 % aller ärztlichen Kontakte werden von den Hausärzten durchgeführt (Healthcare DENMARK, 2016; Olejaz et al., 2012).

3.1.2 Entwicklungsgeschichte der ePA – von Insellösungen zum nationalen Portal

Dänemark gilt – insbesondere unter den Staaten der EU – als Vorreiter und als eines der fortschrittlichsten Länder im Zusammenhang mit E-Health. Diese heutige Vorreiterrolle Dänemarks ist unter anderem darauf zurückzuführen, dass die Kontinuität der Versorgung im stark dezentralisierten Gesundheitssystem Dänemarks stets ein wichtiges Thema darstellt(e) und bereits früh ein Fokus auf die Nutzung von IT im Gesundheitssektor gelegt wurde (Olejaz et al., 2012). Bereits 1994 wurde mit MedCom (*Danish Health Care Data Network*), welche im Sinne einer *Public-Private Partnership* (PPP) vom Ministerium für Gesundheit, den damaligen Amtskommunen und den Gemeinden ins Leben gerufen wurde, eine non-Profit-Organisation geschaffen, die sich insbesondere um die Entwicklung, Implementierung und Verbreitung der elektronischen Kommunikation im

---

4 Bis 2007 bestand Dänemark noch aus 15 sog. Amtskommunen und 271 Gemeinden (Kierkegaard, 2015).

Gesundheitssektor kümmern sollte. In diesem Zuge hat MedCom an der Entwicklung von Standards zum Kommunikationsaustausch zwischen den Leistungserbringern maßgeblich mitgearbeitet. Seit 2011 ist MedCom insbesondere für die intra- und intersektorale Kommunikation verantwortlich (Kierkegaard, 2015; Krag, Nielsen, Bent, 2013; Lang, 2016). Ein zentraler Aspekt von MedCom ist, dass dort alle wichtigen Stakeholder bereits seit Beginn der E-Health-Initialisierung an Lösungs- und Konsensfindungen beteiligt waren, um funktionierende und pragmatische Lösungen zu entwickeln.

Schon 1996 wurde der erste Aktionsplan für die Einführung der ePA verabschiedet, gefolgt von einer nationalen IT-Strategie für die Krankenhäuser für die Jahre 2000 bis 2002. 2002 vereinbarten die damaligen Amtskommunen und die Regierung, bis 2005 eine ePA in allen Krankenhäusern zu implementieren. 2004 wurde die Anwendung von ePA auch im hausärztlichen und 2006 im fachärztlichen Bereich verpflichtend. Die Allgemein- und Hausärzte gelten traditionell als die treibende Kraft bei Nutzung und Standardisierung der ePA, insbesondere aufgrund der antizipierten Effizienzsteigerungen (Europäische Kommission, 2014a). Bereits in den frühen 2000er Jahren wurden 60 % bis 70 % des Datenflusses zwischen den Ärzten elektronisch abgewickelt. Laut Olejaz et al. (2012) waren es spätestens im Jahr 2012 100 %. Im stationären Sektor hingegen war die ePA zunächst weniger weit verbreitet. Vereinzelte Krankenhäuser erkannten früh die Notwendigkeit, den Datenaustausch untereinander und auch mit dem ambulanten Bereich zu fördern und entwickelten diesbezüglich eigene „Insellösungen". Deshalb forderte die Regierung die fünf Regionen nach der Gebietsreform von 2007 ausdrücklich zu einem verstärkten Auf- und Ausbau der ePA im stationären Sektor auf, wobei den Regionen gleichzeitig bei der Wahl des ePA-Systems, des Anbieters sowie den technischen Anforderungen freie Wahl gelassen wurde. Diese Kopplung aus top-down- und bottom-up-Ansatz führte allerdings dazu, dass in den Regionen eine Vielzahl von Systemen mit unterschiedlicher Bandbreite und Terminologie verwendet wurde und Daten deshalb nicht vollständig (oder gar nicht) – sowohl intra- als auch intersektoral – ausgetauscht werden konnten (Kierkegaard, 2015). 2011 wurde den Regionen schließlich in einer Vereinbarung mit der Regierung die volle Verantwortung über die ePA im stationären Bereich übertragen. Dies war jedoch mit der Aufforderung verbunden, die Zahl der unterschiedlichen Systeme deutlich zu reduzieren. Dazu gründeten die Regionen die „Regionale E-Health Organisation" (*Regionernes Sundhed-it*), die Standards und Kernelemente der künftigen ePA festlegte. Im Jahr 2014 betrieb jede Region ein ePA-System eines oder maximal zweier unterschiedlicher Anbieter (Kierkegaard, 2015; Lang, 2016).

Ein wesentliches Element der ePA-Lösung in Dänemark stellt nicht die einzelne Strategie im stationären und ambulanten Sektor dar, sondern die Kopplung der diversen Lösungen in einem einheitlichen, nationalen Portal: der sektorenübergreifenden Patientenakte. 2003 ging in Dänemark das Patientenportal **www.sundhed.dk** online. Entstanden aus einer Initiative der Politik, Patienten gesundheitsbezogene Daten zugänglich zu machen, erhielten über dieses Portal neben den Patienten auch die Krankenhäuser und niedergelassenen Ärzte Einsicht in relevante Daten. Seit 2003 besteht zudem die Pflicht, Informationen zu verschriebenen Medikamenten in einer elektronischen Medikationsakte bzw. einem elektronischen Medikationsplan (*Shared Medication Record*, SMR) abzulegen, welche über das Portal zugänglich sind. Seit 2010 ist den Patienten über das Portal ein elektronisches Impfregister zugänglich (Kierkegaard, 2015). Die Möglichkeit, die Patientendaten aus den unterschiedlichsten Systemen auf der Plattform zugänglich zu machen, geht u. a. darauf zurück, dass es in Dänemark bereits seit Ende der 1960er Jahre eine persönliche Identifikationsnummer (CPR-Nummer) gibt, anhand derer die Daten dem jeweiligen Bürger zugeordnet werden können und wodurch die Bevölkerung früh an eine zentrale Datensammlung und -speicherung gewöhnt war. Seit 2010 verfügen die Dänen über die sog. **Nem ID**, anhand derer sie sich sicher auf allen öffentlichen Webseiten anmelden können (Krag et al., 2013). Ein weiterer wichtiger Faktor sind gemeinsame Standards für zahlreiche praktische ePA-Lösungen, die es ermöglichen, dass Daten gleichermaßen auf dem Portal gespiegelt werden können. Nationale Standards und Ziele für die Anwendung von IT im Gesundheitswesen in Form von vierjährigen nationalen Strategien für das dänische Gesundheitswesen bringen seit 2003 die Vertreter der Regierung, der Regionen und Gemeinden an einen Tisch. Auf diesem Weg kann trotz des dezentralen Systems eine einheitliche Strategie verfolgt werden. Während sich die erste dieser Strategien zunächst auf die Einführung der ePA fokussierte, fokussierte die zweite mehr in Richtung Informationsaustausch und in der neuesten Version (2013 bis 2017) auf E-Health.

Die relevanten, von der Regierung bzw. dem Ministerium für Gesundheit initialisierten Einrichtungen zur Überwindung von Disparitäten und zur Schaffung nationaler Standards waren neben **MedCom**

- das **National Board of E-Health** (bestehend aus jeweils drei Regierungs- und Regionenvertretern sowie einem Vertreter der Gemeinden, deren Aufgabe die Beratung des Ministeriums zur E-Health-Strategie des Landes sowie der Koordination, des Monitorings und der Umsetzung der vereinbarten Initiativen lag) und
- die **National E-Health Authority** (welche nationale Standards für die E-Health-Umsetzung und eine einheitliche Datenstruktur entwickeln und managen soll) (Kierkegaard, 2015; Krag et al., 2013; Lang, 2016).

3.1.3 Status quo: Die ePA in der Versorgungspraxis

3.1.3.1 Funktionalität

Seit 2003 steht sowohl den Bürgern Dänemarks als auch den Angehörigen der unterschiedlichen Gesundheitsberufe ein web-basiertes, öffentliches Gesundheitsportal über www.sundhed.dk zur Verfügung, welches aktuell durch das Ministerium für Gesundheit, die fünf Regionen, die Interessenvertretung der Kommunen sowie den Verband der dänischen Apotheken betrieben wird (Europäische Kommission, 2014a). Über diese digitale Plattform, die als sichere Cloud-Lösung agiert (Hostenkamp, 2016), haben die Anwender u. a. Zugang zu:

- *E-Journalen* – Zentralisierte Datenbank mit Informationen des stationären Sektors aus allen fünf Regionen, in der Ende 2014 bereits Informationen von über 85 % der dänischen Bevölkerung gespeichert waren (Lang, 2016).
- *P-Journalen* – Zentralisierte Datenbank der Patientendaten von Hausärzten und anderen, auch privaten, Leistungserbringern (Europäische Kommission, 2014a).
- *SMR* (elektronischer Medikationsplan (*Shared Medication Record*)) – Zentrale Datenbank mit Informationen zu verschriebenen Medikamenten und Impfungen der Patienten, welche seit 2014 in allen Kliniken verfügbar ist (Europäische Kommission, 2014a; Kierkegaard, 2015).
- *e-Rezept* – 81 % aller Verschreibungen (mehr als eine Mio. pro Monat) in 2008 wurden auf elektronischem Weg ausgestellt (eHealthNews.eu, 2008). Die Hausärzte werden automatisch benachrichtigt, wenn ein Patient aus der Apotheke sein verschreibungspflichtiges Medikament erhält (Kierkegaard, 2013). E-Rezept und SMR sind zwar eng miteinander verbunden, aber dennoch unabhängig voneinander (Europäische Kommission, 2014a).
- *e-Patientenverfügungen* (Europäische Kommission, 2014a)
- *e-Organspenderegistrierung* (Lang, 2016)
- Weitere Datenbanken und Anwendungen (wie z. B. Terminvereinbarungen im ambulanten Bereich (sowie teilweise in Pilotprojekten im stationären Bereich), Folgerezepte oder Kommunikation mit den Leistungserbringern) (Europäische Kommission, 2014a; Krag et al., 2013; Sundhed.dk, 2016).

Gemeinsam stellen diese Datenbanken das **Sundhedsjournalen** dar (vgl. Abb. 5). Die Daten werden dabei nicht zentral in einer Datenbank gespeichert, sondern nur von den unterschiedlichsten Datenbanken und (lokal und regional unterschiedlichen) ePA-Lösungen gespiegelt. Somit bestehen neben diesem Portal weiterhin die lokalen Plattformen fort (Europäische Kommission, 2014a). Das bedeutet bspw. auch, dass Leistungserbringer aus dem stationären Sektor einer Region nicht auf www.sundhed.dk zugreifen müssen, um Informationen zu einem bestimmten Patienten aus anderen Kliniken zu erhalten, da dies über das jeweilige ePA-System an sich geschehen kann (Kierkegaard, 2013). Gleichzeitig sind einige Informationen (bspw. die Informationen des e-Journalen für ambulant tätige Ärzte) für die Leistungserbringer relevant, da sie diese über ihre eigenen ePA-Lösungen nicht vollständig einsehen können (Krag et al., 2013).

Case Studies

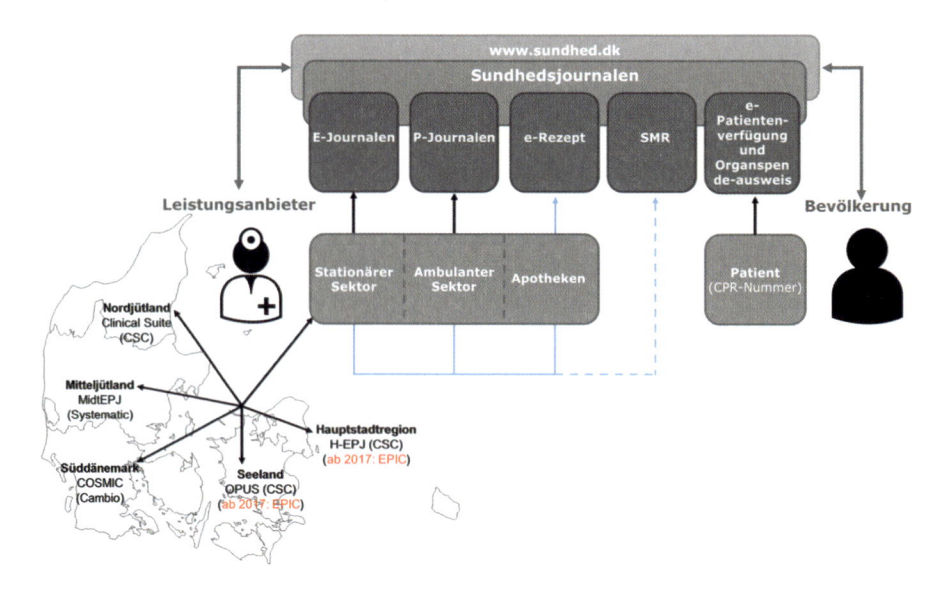

Abb. 5: Aufbau und Datenflüsse des öffentlichen Gesundheitsportals in Dänemark

Quelle: Eigene Abb.; Icons übernommen von Freepik unter www.flaticon.com sowie Karte von www.d-maps.com/carte.php?num_car=18639&lang=de).

In *Sundhedsjournalen* steht somit eine große Bandbreite an gesundheitsrelevanten Daten zur Verfügung. Eine Auswahl dieser kann der nachfolgenden Tabelle 7 entnommen werden.

Tab. 7: Via Sundhedsjournalen für Patienten verfügbare Daten (Auswahl)

Allgemeine Patienteninformationen	Daten zu Arzt- bzw. Krankenhausbesuchen	(Selbst-) Managementtools
• Adresse	• Grund des Kontaktes	• Leistungsanbieterinformationen
• Kontaktdaten Verwandte	• Anamnesedaten	• Kontaktdaten Leistungsanbieter
• medizinische Vorgeschichte	• durchgeführte Prozeduren	• Terminmanagement
• Gesundheitszustand	• Laborergebnisse	
• Medikation	• radiologische Befunde	
• Allergien	• Komplikationen	
• Patientenverfügung	• Entlassbriefe	

Quelle: Eigene Darstellung adaptiert nach Europäische Kommission (2014a), Kierkegaard (2015) und Nørgaard (2013).

Während der Patient bestimmte Patienteninformationen bearbeiten darf, können medizinische Inhalte lediglich durch medizinisches Personal hinzugefügt oder geändert werden (Lang, 2016).

3.1.3.2 Technologie und Datenschutz

Das Sundhedsjournalen ist ein web-basiertes, werbe- und für alle Anwender kostenfreies Onlineportal, auf dem die Daten unterschiedlicher Quellen repliziert und angezeigt werden (eHealthNews.eu, 2008).

Die dort ersichtlichen Daten sind also nicht zentral gespeichert. Wie eingangs beschrieben, werden sowohl im ambulanten als auch im stationären Sektor unterschiedliche Systeme für ePA genutzt. Im stationären Sektor unterscheiden sich die Anbieter je nach Region. Im ambulanten Bereich hat sich die Zahl der Anbieter mit der Zeit reduziert, sodass heute nur noch einige wenige technische Lösungen dominieren. Die Multi-Vendor-Strategie, die hier zum Ausdruck kommt, war eine bewusste Entscheidung, die in Dänemark bereits früh getroffen wurde. Die zentrale Organisation MedCom entschied sich gegen eine Einheitslösung, sondern wollte vielmehr, dass u. a. bereits bestehende Anwendungen beibehalten und durch gemeinsame nationale Standards in die Lage versetzt werden, miteinander zu kommunizieren und Daten auszutauschen. Hierbei wurde sich für XML Standards zum Datenaustausch sowie der Implementierung von HL7 in allen technischen Lösungen entschieden (Kroigaard, 2013; Lang, 2016; Nørgaard, 2013). Gleichzeitig führt diese Multi-Vendor-Strategie auch dazu, dass je nach Region insbesondere im stationären Sektor unterschiedlich viele Daten (z. B. Daten zu Laborergebnissen) bereitgestellt werden können und sich somit verfügbare Informationen regional unterscheiden (können).

In Dänemark gibt es für die ePA keine separaten Regularien bezüglich Datenschutz und Privatsphäre, sondern es gelten die gleichen Gesetze, die auch bei der papierbasierten Patientenakte greifen. So müssen Patientendaten mindestens zehn Jahre lang gespeichert werden. Die ePA-Daten können der Forschung – ohne explizite Zustimmung seitens der Patienten – als Sekundärdaten zur Verfügung gestellt werden.

Es wird davon ausgegangen, dass die Zustimmung eines Patienten zur Behandlung auch die Zustimmung einschließt, dass alle an der Behandlung beteiligten Leistungserbringer die für sie relevanten Informationen einsehen dürfen. Allerdings können die Patienten Leistungserbringern durch aktives Entscheiden den Zugang zu ihren Patientendaten verwehren. Diese „Opt-Out-Möglichkeit" besteht seitens Leistungserbringer nicht – sie müssen Patienteninformationen digital erfassen. Für Patienten unter 15 Jahren gelten darüber hinaus besondere Regeln. So sind deren ePA-Informationen nicht ohne weiteres online einsehbar und Leistungserbringer können den Zugang zu den Daten für deren Eltern beschränken (Europäische Kommission, 2014a).

Jeder Däne besitzt eine Gesundheitskarte, die seine individuelle CPR-Nummer enthält. Diese Nummer dient zusammen mit einem privaten Zugangsschlüssel, der – ähnlich wie beim TAN-Verfahren für das Internetbanking – dem Nutzer für den Einmalgebrauch zur Verfügung gestellt wird, dem Log-In. Der Log-In erfolgt über das sichere und sowohl öffentlich als auch privatwirtschaftlich genutzte Nem ID, ein System mit persönlicher Kennung im Sinne einer elektronischen Signatur, welches auf der CPR-Nummer aufbaut. Nem ID dient so auch der Zuordnung der Daten der unterschiedlichen Leistungserbringer zu einem Patienten im Sundhedsjournalen (Nørgaard, 2013). Dort erfahren die Patienten bspw. unter der Rubrik „My log", welcher Leistungserbringer wann auf ihre Daten zugegriffen hat, da jeder Datenzugriff mit Datum, Uhrzeit sowie dem Namen des Leistungsanbieters genau protokolliert wird (Europäische Kommission, 2014a; Lang, 2016).

Das Thema Datenschutz folgt in Dänemark anderen Prämissen als in Deutschland. Zentral sei dabei laut Expertengesprächen insbesondere die Mentalität, dass Dänen lieber das Risiko eines möglichen Datenmissbrauchs eingehen, als das Risiko falsch behandelt zu werden, weil dem Arzt zentrale Daten fehlen. Dies ist laut Hostenkamp (2016) zusätzlich auch darin begründet, dass es im staatlichen Gesundheitssystem Dänemarks im Gegensatz zu Deutschland wenig Angst vor Risikoselektion gibt. Zudem bestehen klare Strafen (Verlust der Zulassung bis hin zur Freiheitsstrafe), wenn Ärzte Patientendaten einsehen, ohne dafür autorisiert zu sein. Problematisch sei laut Expertenmeinung an dem nationalen Datenportal jedoch, dass Patienten nicht eindeutig wissen, wo ihre Daten liegen. Auch werden einzelne regionale Lösungen im Bereich von Datenschutz als nicht ausreichend angesehen – hierfür bedürfe es ebenso einer nationalen Strategie. Gleichzeitig dürfe der Datenschutz die Arbeit der Leistungserbringer nicht einschränken, sondern muss die Waage zwischen Schutz und Funktionalität wahren.

3.1.3.3 Finanzierung und Organisation

Es sind das Ministerium für Gesundheit, die fünf Regionen sowie die Interessensvertretung der Kommunen, die maßgeblich zusammenarbeiten, um E-Health – und damit auch die ePA – in Dänemark voranzutreiben. Während die Verantwortung der Regierung seit 2010 bei der Koordinierung und Priorisierung liegt, sind die Regionen für die Umsetzung im stationären Sektor und somit auch die Investitionen im Bereich von E-Health zuständig. Das zur Verfügung stehende Finanzvolumen ergibt sich aus den Haushaltsvereinbarungen, die zwischen der Regierung und den Regionen geschlossen werden (Krag et al., 2013).

Sundhed.dk wird aktuell durch diese drei Akteure betrieben. Es beschäftigt gegenwärtig 40 Mitarbeiter und hat ein jährliches Budget von acht Mio. EUR (Lang, 2016). Im Fokus steht ein Governance-Ansatz, der auf der Definition gemeinsamer Ziele sowie Rahmenbedingungen und Standards basiert (top-down), wobei gleichzeitig Raum für individuelle Lösungen gelassen wird (bottom-up). So können auch einzelne Komponenten nach und nach durch neuere ersetzt werden. Innovationen sind so leichter implementierbar. Die bereits zu Beginn der E-Health-Strategie Dänemarks stark ausgeprägte Bereitschaft, PPP einzugehen, ergänzt diese Strategie. Vorteilhaft ist, dass es in diesem System keinen Monopolisten gibt. Dafür stehen viele kleine Anbieter miteinander im Wettbewerb und sind gleichzeitig auf unterschiedliche Bereiche spezialisiert. Laut Expertenmeinung haben die Versäumnisse der Anfangszeit, eine fest umrissene Governance-Struktur mit klaren Verantwortlichkeiten zu implementieren, dazu geführt, dass Dänemark lange mit Kompatibilitäts- und Implementierungsproblemen konfrontiert war. So ging man davon aus, dass die Zeitersparnis Anreiz genug für Ärzte sei, den elektronischen Medikationsplan zu implementieren. Es zeigte sich jedoch, dass erst die Einführung einer Abrechnungsziffer im ambulanten Bereich die Nutzung tatsächlich vorantreiben konnte (Hostenkamp, 2016).

Gemäß einer Studie des Beratungsunternehmens McKinsey von 2010 investierten die Regionen allein im Jahr 2009 etwa 28 Mio. EUR in den Ausbau von Informations- und Kommunikationstechnik – und damit auch in die ePA. Die Analysten von McKinsey kamen bei ihren Betrachtungen auf ein jährliches Einsparpotential durch einen ePA-Ausbau von ca. 44 bis 66 Mio. EUR. Eine weitere Analyse durch die Boston Consulting Group zwei Jahre später fand ein Einsparpotential durch die fortschreitende Digitalisierung in der Kommunikation mit Patienten von jährlich 24 Mio. EUR auf regionaler Ebene. Die Regionale E-Health Organisation geht davon aus, dass durch den weiteren Digitalisierungsprozess Ressourcen in Höhe von etwa 20 Mio. EUR eingespart und anderweitig genutzt werden könnten. Sobald alle Maßnahmen der „Nationalen Strategie zur Digitalisierung des dänischen Gesundheitswesens 2013 – 2017" umgesetzt sind, erwartet die Organisation ein jährliches Einsparvolumen von sechs Mio. EUR in den Regionen und sogar 35 Mio. EUR auf Ebene der Gemeinden (Krag et al., 2013). Allein den elektronischen Medikationsplan betreffend ging man in Dänemark vor Implementierung von einem Einsparpotential von etwa 20 Mio. EUR aus (Hostenkamp, 2016).

3.1.3.4 Patientennutzen

Der Patient kann auf das Gesundheitsportal unter www.sundhed.dk zugreifen, wo er sich mittels Nem ID anmelden und die Sundhedsjournalen einsehen kann.

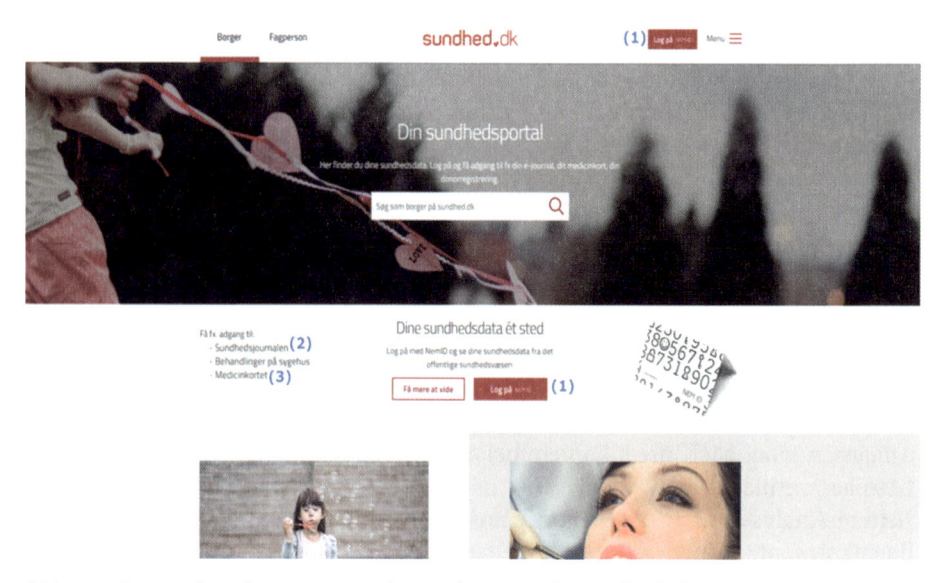

Abb. 6: Screenshot der Startseite des Onlineportals sundhed.dk

(1) = Anmeldung mit Nem ID, (2) = Hinweis zu Sundhedsjournalen, (3) = elektronischer Medikationsplan

Quelle: www.sundhed.dk [abgerufen am 12.10.2016].

Ferner hat er dort auch die Möglichkeit, bestimmte persönliche Daten zu bearbeiten. Dazu gehören u. a. Angaben zu den nächsten Angehörigen, Anlegen von Patienten- oder Organspendeverfügungen, die Einschreibung in Screeningprogramme sowie die Registrierung als Blut- oder Eizellspender bzw. zu medizinischen Studien (Sundhed.dk, 2016). Ferner kann der Patient über das Portal seine Behandlungsgeschichte einsehen, Abrechnungen kontrollieren oder sich in einem Patientenhandbuch mit über 3.000 verschiedenen Artikeln zu Erkrankungen und deren Behandlung informieren (Lang, 2016). Auch die Erneuerung von Rezepten oder die Vereinbarung von Terminen ist über das Portal möglich. Darüber hinaus kann auch Pflegekräften ein Zugriff auf die ePA eines Patienten via www.sundhed.dk erlaubt werden (Europäische Kommission, 2014a). Einige Krankenhäuser in Dänemark ermöglichen es den Bürgern mittlerweile, Termine über das Portal zu buchen, z. B. für Ultraschalluntersuchungen in der Schwangerschaft (Krag et al., 2013).

3.1.4 Evaluation

Weil man in Dänemark von vornherein davon überzeugt war, dass die ePA eine Erfolgsgeschichte sein wird und sich positive Effekte einstellen werden, waren Evaluationen dieser und einzelner Bestandteile von zentraler Stelle her nicht vorgesehen. Laut Expertengesprächen liegt dies auch insbesondere darin begründet, dass die Implementierung größtenteils auf der Überzeugung basierte, dass die Digitalisierung im Gesundheitswesen richtig und notwendig sei. Zwar sind die Daten der ePA für wissenschaftliche Zwecke und somit für Evaluationen zugänglich, doch gibt es neben vereinzelten Studien keine Gesamtevaluation der Implementierung – was jedoch aufgrund der Komplexität und der graduellen Entwicklung des Systems auch nicht verwundert. Im Bereich der Telemedizin spielt die Evaluation hingegen eine große Rolle in Dänemark. So haben die Evaluationsergebnisse diverser Pilotprojekte unter anderem dazu geführt, dass Telemedizin im Bereich COPD bis 2019 allen Erkrankten zur Verfügung gestellt werden soll.

Bezüglich der Nutzung der ePA führt Kroigaard (2013) aus, dass im Jahr 2013 bereits alle Haus-, 98 % der Fachärzte und 85 % der Chiropraktiker sowie 50 % der Zahnärzte eine ePA nutzten. Ebenso wandten fast 100 % der Apotheken elektronische Wege zum Datenaustausch an. Gemäß Europäische Kommission (2014a) arbeiteten 2014 85 % aller Krankenhäuser Dänemarks mit ePA. Der elektronische Medikationsplan ist zwar seit 2014 in allen Kliniken verfügbar, jedoch ist die Intensität der Nutzung dieses Tools in den einzelnen Regionen stark unterschiedlich (bspw. 80 % in der Region Seeland und lediglich 31 % in Mitteljütland) (Kierkegaard, 2015).

Bei der Nutzung der ePA seitens der Patienten berichtet die eHealth stakeholder group (2013) einen stetigen Zuwachs an Besuchszahlen auf dem Portal – jeder Däne besucht durchschnittlich sechs bis sieben Mal pro Jahr Inhalte von sundhed.dk. Eine altersabhängige Unterscheidung in der Nutzungsfrequenz wurde nicht festgestellt.

Laut Hostenkamp (2016) zeigt insbesondere das Beispiel des elektronischen Medikationsplans das Versäumnis Dänemarks auf, die Auswirkungen dieser Anwendung auf die Patientensicherheit zu evaluieren bzw. diese im Nachhinein zu ermöglichen. Da in Dänemark verschiedene Leistungserbringer sukzessive angeschlossen wurden, ist eine gesundheitsökonomische Evaluation nur schwer zu erbringen. Ebenso ist auf der Ausgabenseite unklar, wie viele Ressourcen insgesamt aufgewendet werden mussten, um den elektronischen Medikationsplan intra- als auch intersektoral voranzutreiben. Auch Nøhr et al. (2015) kommen zu dem Schluss, dass in Dänemark bis dato keine systematischen Evaluationen und Dokumentationen stattgefunden haben.

3.1.5 Weitere Entwicklung

Dänemark befindet sich noch lange nicht am Ende der ePA-Implementierung und -Weiterentwicklung. Ziel ist es, in Zukunft die Nutzung der elektronisch erfassten Daten noch fokussierter voranzutreiben und weiterzuentwickeln, um so die Leistungserbringer noch optimaler in ihrer Arbeit unterstützen zu können. So sollen bis 2017 nahezu alle papierbasierten Arbeitsschritte weitestgehend digitalisiert werden (Krag et al., 2013). Auf Seite der ePA-Anbieter haben sich die Hauptstadtregion und Seeland dazu entschlossen, im stationären Bereich bis zum Jahr 2017 nur noch eine ePA-Anwendung des Anbieters Epic Systems anzuwenden, sodass die Zahl der unterschiedlichen Systeme im stationären Sektor auf dann nur noch vier abnehmen wird (Kierkegaard, 2015). Bis 2017 soll ebenso das Projekt *Fælles Sprog III* umgesetzt werden, welches die Schaffung einer einheitlichen Terminologie in allen Systemen anstrebt (Krag et al., 2013). Auch die Implementierung eines einheitlichen Medikationssystems, welches in allen Regionen alle Daten zur Verfügung stellt, steht noch aus.

Viele Entwicklungen fokussieren zudem die Rolle der Patienten und den Patientennutzen der ePA. So können Patienten gegenwärtig ihren persönlichen elektronischen Medikationsplan lediglich einsehen. In den nächsten Jahren soll diese um eine Funktion erweitert werden, dass Patienten Angaben zu nicht verschreibungspflichtigen Medikamenten (OTC-Präparate) selbstständig hinzufügen können (Hostenkamp, 2016). Da ein Fokus der nationalen E-Health-Strategie für die nächsten Jahre u. a. die Implementierung und den Ausbau von Telemedizin vorsieht, werden Patienten bspw. künftig selbstständig klinisch relevante Daten erheben, auf dem Portal eintragen und diese den Ärzten somit zugänglich machen können. Ziel ist es zunächst, bis 2019 alle COPD Patienten in Dänemark via Telemedizin zu versorgen. In Zukunft dürfte sich die Breite an Daten, die die Patienten dort darüber hinaus eintragen können, mit Blick auf den starken Fokus auf Telemedizin weiter vergrößern. Dies erscheint den Verantwortlichen in Dänemark insbesondere in Hinblick auf die Patienten interessant, die auf den vielen kleineren Inseln leben und somit lange Wege zum nächsten Mediziner zurücklegen müssten (Lang, 2016). In einem Interview nannte der CEO von sundhed.dk, Morten Elbæk Petersen, zudem die Schaffung eines „*real-time-*Gesundheitssystems", was auch den Patienten den Zugriff auf Testergebnisse, Labor- oder Röntgenbefunde in Echtzeit ermöglichen soll (gegenwärtig noch ca. 72 Stunden) als eines der Ziele für die Zukunft. Auch der Zugang zu den *Sundhedsjournalen* soll künftig vollständig über Smartphones und Tablets erfolgen können (Lang, 2016). Mit dem starken Fokus auf den Bereich Telehealth werden die Patienten in Zukunft aktiver in den Behandlungsprozess eingebunden, sodass die ePA zu einem relevanten Tool mit Blick auf den Informationsaustausch zwischen Ärzten und Patienten heranwachsen wird.

3.1.6 Fazit

Dänemarks Herangehensweise an die Themen E-Health und ePA zeichnet sich nicht nur durch einen starken Pragmatismus aus, sondern auch durch die für das Land erfolgreiche Kopplung von top-down- und bottom-up-Komponenten. Nationale IT-Strategien, die alle relevanten Stakeholder an einen Tisch brachten, sowie dezidierte Entschlüsse, das Gesundheitswesen nachhaltig zu digitalisieren, wurden verfolgt. Dabei wurde, wo dies möglich war, auf bestehenden und bereits funktionierenden Lösungen aufgebaut. Insbesondere die Freiheiten für die Regionen, individuelle Lösungen unter dem Deckmantel nationaler Standards zu etablieren, erlaubte es, divergierende Interessen zu vereinen. Erfolgreiche Lösungen setzten sich durch und nicht *die eine* „perfekte, einheitliche Lösung". Dies erforderte natürlich eine gewisse Zeit und einen entsprechenden Gestaltungsspielraum, die Dänemark in seinem über 20-jährigen Entwicklungsprozess hatte – Elemente, die viele Länder, die heute um die Implementierung einer ePA ringen, nicht (mehr) haben.

Gleichzeitig hat Dänemark es teilweise verpasst, früh klare Governance-Strukturen zu implementieren, sodass insbesondere die Einführung der ePA im klinischen Bereich oder die Etablierung eines elektronischen Medikationsplans mit relativ hohem Aufwand und zahlreichen Nachadjustierungen verbunden waren. Es zeigt sich aus den größtenteils erfolgreichen Erfahrungen Dänemarks, dass insbesondere die Formulierung klarer nationaler Ziele und Strategien mit Schaffung entsprechender Governance-Strukturen Erfolgsfaktoren für die Implementierung sein können.

Anders als in Deutschland jedoch zeichnet sich Dänemark durch ein sehr starkes nationales Interesse an technischen Lösungen und Digitalisierung des Gesundheitssystems aus. Hier trifft der technische Fortschritt in der Medizin auf eine Bevölkerung und eine Mentalität, die diese Überzeugung teilen. Während die Dänen ihre Daten digitalisieren und für die Optimierung der Gesundheitsversorgung ihrer Bevölkerung nutzen, halten sich die deutschen Entwicklungen an einer längst überwindbaren Datenschutzdebatte auf und realisieren sinnvolle Teilfunktionen einer ePA, wie beispielsweise einen Medikationsplan, in analogen Printversionen.

Dänemark ist für die deutsche Diskussion wichtig, weil ...

- es ein gutes Beispiel für das Zusammenwirken von top-down- und bottom-up-Ansätzen liefert.
- die Patientenorientierung hier – insbesondere über das Onlineportal sundhed.dk – stets im Mittelpunkt aller Anstrengungen zur Ausgestaltung der ePA stand.
- es den Beweis liefert, wie ein modularer Auf- und schrittweiser Ausbau von ePA-Anwendungen mit zielgerichteten Entscheidungen zum gewünschten Erfolg führen können.
- in der über 20-jährigen Geschichte nur wenige Probleme den Datenschutz betreffend aufgetreten sind.

3.2 Israel

Israel gilt als eines der Länder weltweit, dessen Digitalisierung gemeinhin sehr weit fortgeschritten und entwickelt ist. So sind auch Telehealth und E-Health-Anwendungen im Gesundheitsbereich seit Jahren ein Standard, auf den die

Israelis im besonderen Maße stolz sind. So verwundert es nicht, dass in dem Land die ePA – verglichen zu vielen anderen Nationen – ebenso weit fortgeschritten ist.

3.2.1 Israel auf einen Blick

Mit über die letzten Jahrzehnte relativ stabilen Gesundheitsausgaben von 7,6 % des BIP (Stand: 2014) lag Israel unterhalb des Durchschnitts aller OECD-Länder – und dies, obwohl das israelische Gesundheitssystem als eines der effektivsten, am weitesten fortgeschrittenen und höchstentwickelten der Welt gilt (OECD, 2016c). Das Gesundheitssystem ist steuerfinanziert (*Health Insurance Tax* von 5 %). Diese Steuer wird vom nationalen Versicherungsinstitut *Bituah Leumi* (NII) eingezogen (Rosen, Waitzberg, Merkur, 2015).

Die medizinische Versorgung zählt in Israel zu den Grundrechten. So gibt es im Land seit der bisher größten Gesundheitsreform im Jahr 1995 (*National Health Insurance Law*) eine obligatorische und universelle Krankenversicherung (*universal health coverage*) für die gesamte Bevölkerung. In Israel gibt es vier Krankenkassen (*Kupot Cholim*), die in ihrer Struktur mit sog. *Health Maintenance Organizations* (HMO) vergleichbar sind, mit unterschiedlich Marktanteilen (Stand: Januar 2013): *Clalit* (52 %), *Maccabi* (25 %), *Meuhedet* (14 %) und *Leumit* (9 %) (OECD, 2013a). Diese erhalten ihre finanziellen Mittel vom NII entsprechend Anzahl, Alter, Geschlecht sowie Wohnort ihrer Mitglieder zugeteilt (OECD, 2012).

Das Ministerium für Gesundheit (*Misrad HaBri'ut*) ist die wichtigste Regierungsbehörde in der Gesundheitspolitik Israels und für die gesamte gesundheitsbezogene Gesetzgebung einschließlich der allgemeinen öffentlichen Gesundheitsdienste sowie der Verwaltung des staatlichen Gesundheitsbudgets zuständig. Gleichzeitig stellt es einen der größten Anbieter von Gesundheitsdienstleistungen (v. a. Krankenhäuser) dar (Israel Ministry of Foreign Affairs, 2002).

Jeder Israeli besitzt eine Patientenidentifikationsnummer (Patienten-ID), die er auch beim Wechsel der HMO beibehält (Lejbkowicz et al., 2004). Die meisten Ärzte in Israel sind bei einer HMO direkt angestellt und sind im ambulanten Sektor, bspw. in sog. community clinics (vergleichbar mit deutschen Polikliniken), oder im stationären Bereich in den Krankenhäusern (v. a. von Clalit) tätig. Manche Mediziner arbeiten auch auf privater Basis, also als unabhängige Vertragspartner (insbesondere für Maccabi) (Rosen et al., 2015).

3.2.2 Entwicklungsgeschichte der ePA – von einer Clalit-Lösung zum nationalen Netzwerk

Bereits seit den frühen 1990er Jahren sind in Israel flächendeckend Praxisverwaltungssysteme (PVS) (heute nahezu 100 % aller Hausärzte in sog. *community clinics*) und Krankenhausinformationssysteme (KIS) (2009 lediglich 40 % aller Krankenhäuser) einschließlich unterschiedlicher ePA-Anwendungen im Einsatz (Heart et al., 2009; Rosen und Merkur, 2009; Shachak et al., 2009). Mit der Gesundheitsreform von 1995 wurde der Grundstein für einen ausgedehnten Auf- und Ausbau an Technologien in der medizinischen Versorgung Israels, einschließlich des Aufbaus eines umfassenden Systems an ePA, gelegt (Rosen et al., 2015). Dies geschah jedoch ohne staatliche Kontrolle und Festlegung von Standards für ein bestimmtes System, sodass in der Folge bei unterschiedlichen Leistungserbringern verschiedene ePA-Systeme zum Einsatz kamen (sog. „Insellösungen") und ein Austausch über Anbieter hinweg nicht (uneingeschränkt) möglich war (Gerber und Topaz, 2014). Als erste HMO versuchte Clalit ab 1999 die Daten aller seiner Leistungsanbieter zu verknüpfen und zu zentrieren, da sowohl die Qualität der Patientendaten als auch die medizinischen Informationssysteme an sich sehr unterschiedlich und heterogen waren (über 25 verschiedene Systeme in Laboren, Operationssälen, radiologischen oder pathologischen Einrichtungen etc.). Dazu wurde eine Organisation zum Austausch von Gesundheitsinformationen (*Regional Health Information Organization*) geschaffen und u. a. folgende Kriterien für eine Austauschplattform festgelegt:

- Definition eines (minimalen) Datensatzes, der allen Leistungserbringern zur Verfügung stehen und in einer Ansicht darstellbar sein soll,
- dezentrale Struktur, d. h. keine zentrale Datenbank,
- Beibehaltung der vorhandenen (unterschiedlichen) Systeme,
- geringer Zeitaufwand für die Datenerfassung,
- intuitive Benutzeroberfläche,
- Skalierbarkeit,
- Flexibilität,
- Erweiterbarkeit,
- einfache und schnelle Implementierbarkeit,
- ein minimaler Aufwand in der Anwenderschulung sowie
- ein geringer Bedarf an technischem Support (dbMotion, 2009).

Seit 2005 wird die Plattform **Ofek** der israelischen Firma dbMotion[5] zur Vernetzung mit dem Ziel einer vollständig integrierten ePA genutzt. Dafür gingen Clalit und dbMotion eine PPP ein (Saiag, 2005). Über Ofek können in Echtzeit – unter Wahrung strenger Sicherheits- und Datenschutzanforderungen – Patientendaten abgerufen werden. Diese Lösung schaffte erstmals **Interoperabilität** zwischen den bestehenden Systemen. Es mussten keine bestehenden Informationssysteme ersetzt werden. In einem Pilotprojekt wurde Ofek zunächst im Krankenhaus *Soroka* (*Be'er Scheva*) getestet und später auf die übrigen Einrichtungen von Clalit ausgeweitet, da das System von vornherein auf einen weiteren Zuwachs an Einrichtungen ausgelegt war. Für Clalit stellte die Einführung von Ofek eine Möglichkeit

---

5 Seit 2013 gehört dbMotion zum US-Konzern Allscripts Healthcare Solutions, Inc. (Reuters, 2013).

dar, Kosten zu reduzieren und eine Verbesserung der Versorgungsqualität zu erreichen (HealthManagement.org, 2007; Nirel et al., 2010).

Nach dem erfolgreichen Start von Ofek in den Kliniken von Clalit wurden auch drei staatliche Krankenhäuser in Tel HaShomer (*Sheba*), Haifa (*Rambam*) und Jerusalem (*Wolfson*) an die Plattform angeschlossen. Daraufhin initiierten im Jahr 2012 das Ministerium für Gesundheit, die vier HMOs und verschiedene weitere Krankenhäuser den Aufbau einer zusammenhängenden Plattform für das ganze Land: ein nationales Netzwerk für Israel (*National Network Israel*), welches ebenfalls die Plattform Ofek von dbMotion nutzen und den Anschluss aller israelischen Einrichtungen erreichen soll (dbMotion, 2009; Frankel et al., 2013; Gerber und Topaz, 2014; HealthManagement.org, 2007).

Seit Februar 2014 werden nach und nach alle Einrichtungen der Grundversorgung (u. a. *community clinics*), Allgemein-, Regierungs- und Privatkrankenhäuser, HMOs sowie das israelische Militär (*Zahal*, Israel Defense Forces (IDF)) an Ofek angebunden, sodass diese in die Lage versetzt werden, Informationen über Patienten untereinander zu kommunizieren und zu teilen (vgl. Abb. 7) (Gerber und Topaz, 2014; Politi et al., 2014).

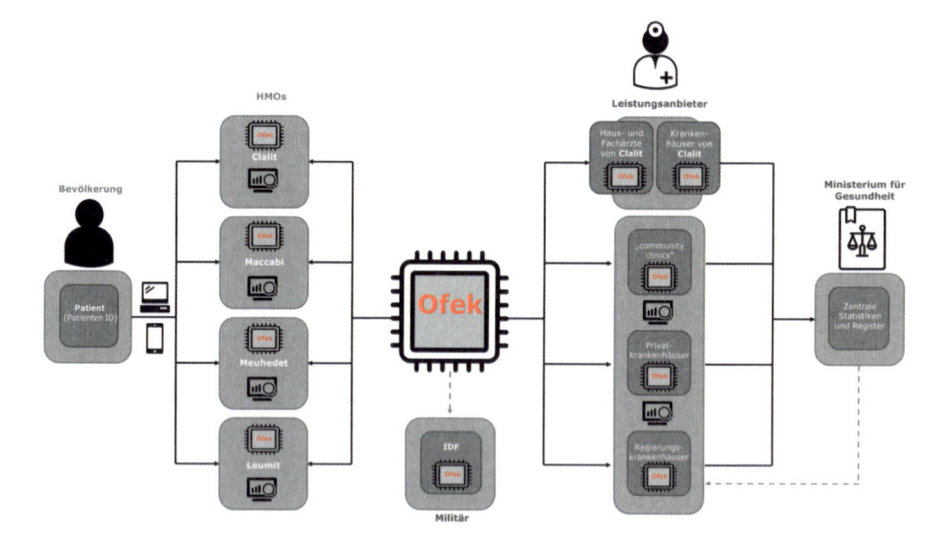

Abb. 7: Aufbau und Datenfluss bei Ofek im nationalen Netzwerk Israel
Quelle: Eigene Abb.; Icons übernommen von Freepik unter www.flaticon.com.

Gegenwärtig sind alle Krankenhäuser und Gesundheitseinrichtungen von Clalit an Ofek angeschlossen (Ben-Assuli et al., 2015).

3.2.3 Status quo: Die ePA in der Versorgungspraxis

3.2.3.1 Funktionalität

Ofek ermöglicht einen Zugriff auf die ePA eines Patienten von jedem Standort in Israel aus (Gerber und Topaz, 2014). Die Plattform ruft dafür via Patienten-ID die Patienteninformationen, die über die unterschiedlichen Datenbanken der Leistungserbringer verteilt sind, ab und überträgt diese an den gegenwärtigen (abrufenden) Behandlungsort in Form einer integrierten virtuellen Patientenakte (Politi et al., 2014). Dies geschieht über eine eigene, in Ofek integrierte Suchmaschine (Ben-Assuli et al., 2015).

Das System leitet nicht alle lokal in die ePA eingegebenen Daten eines Patienten, sondern lediglich bestimmte Informationen aus fünf ausgewählten Kategorien – je nach gewünschter Detailtiefe und Aktualität – weiter (vgl. Tab. 8) (Gerber und Topaz, 2014; Politi et al., 2014).

Tab. 8: Via Ofek verfügbare Daten und Informationen (Auswahl)

Allgemeindaten	Testergebnisse	Prozeduren	Dokumente	Historie
• Patientendaten	• Bildgebung	• Verfahren	• Entlass-briefe	• Arztbesuche
• demographische Angaben	• Labor	• Prozeduren		• Notaufnahmekontakte
• Medikamente	• Medikamentenallergien			• Hospitalisierungen

Quelle: Eigene Darstellung adaptiert nach Politi et al. (2014).

Wird ein Patient ins Krankenhaus eingeliefert, so können Hausärzte über Ofek darauf aufmerksam gemacht werden und darüber Informationen erhalten, welche Prozeduren durchgeführt wurden. Dies erleichtert eine anschließende post-stationäre Nachsorge (Rosen und Merkur, 2009).

Die Patienten-ID ermöglicht ferner eine Zusammenführung aller relevanten Patienteninformationen von Leistungsanbietern in zentralen Datenbanken beim Ministerium für Gesundheit (Kahan und Kahan, 2007). Die Daten können dann entsprechend zur Überwachung und Analyse gesundheitsbezogener Fragestellungen auf nationaler Ebene genutzt werden, da in Israel verschiedene zentrale Statistiken und Register zu diversen gesundheitsrelevanten Themen geführt werden:

- Infektionskrankheiten,
- „Volks-"Krankheiten (z. B. für Tumore, Diabetes mellitus oder Herzerkrankungen),
- Krankenhausdaten (u. a. Diagnose- und Behandlungsdaten),
- Daten zu nosokomialen Infektionen,
- Todesfälle und andere unerwünschte Ereignisse in Krankenhäusern,
- Todesursachen,
- Daten des National Quality Measures Programme (NQMP) (Erhebung von über 50 Qualitätsindikatoren) (Rosen et al., 2015).

Auch können, wie bei Clalit bereits seit langem angewandt, durch die Informationen aus der ePA (klinische oder sozioökonomische Daten) prädiktive Scores aufgestellt werden, die helfen können, ältere Menschen mit einem höheren Gesundheitsrisiko ausfindig zu machen und diesen entsprechend frühzeitig geeignete Therapiemaßnahmen zukommen zu lassen (Rosen, 2011).

3.2.3.2 Technologie und Datenschutz

Ofek ist web-basiert und arbeitet auf On-Demand-Basis. Es besitzt keine zentrale Datenbank, sondern führt ausschließlich die Daten aus den unterschiedlichen „Ursprungssystemen" in einer übersichtlichen Ansicht zusammen (dezentrale Speicherung). Die sensiblen Patientendaten verbleiben somit in ihrem ursprünglichen Format im jeweilgen System vor Ort sowie in Eigentum beim (daten-) erhebenden Leistungserbringer (HealthManagement.org, 2007; Saiag, 2005). Darüber hinaus hat der Gesetzgeber einige Gesundheitsinformationen als besonders sensible Informationen definiert, die nicht via Ofek weitergeleitet und ausgetauscht werden dürfen. Dazu zählen u. a. Daten zu Psychotherapie, Schwangerschaftsabbrüchen, HIV-Testergebnissen, Leihmutterschaft, Adoption, Eizellspenden, Samenspenden, Empfang von Samenspenden und von Opfern sexueller Gewalt (Ministry of Health, 2015).

Von der Leistungserbringerseite her kann nur durch *berechtigte Personen* auf das System nach einem Log-In durch die Eingabe eines Benutzernamens mit zugehörigem Passwort zugegriffen werden. Diese Berechtigung gilt bspw. für die Zeit des Krankenhausbesuchs eines Patienten sowie für einen bestimmten Zeitraum nach diesem Besuch (Ministry of Health, 2016). Nach 30 Minuten, sofern keine Aktivitäten auf Ofek zum jeweiligen Fall registriert werden, erfolgt ein automatischer Log-Out zum Schutz der Daten vor dem Zugriff unberechtigter Dritter (Politi et al., 2014).

Um den strengen Vorschriften bezüglich Sicherheit und Datenschutz gerecht zu werden, werden internationale Sicherheitsstandards gemäß *Health Insurance Portability and Accountability Act* (HIPAA)[6] von 1996 und HL7 zugrunde gelegt (dbMotion, 2009). Es gibt keine Möglichkeit, die abgerufenen Daten lokal zu speichern (Saiag, 2005).

3.2.3.3 Finanzierung und Organisation

In den Expertengesprächen wurde deutlich, dass die Finanzierungsstrukturen äußerst intransparent sind und keine eindeutige Klarheit darüber besteht, wer den weiteren Aufbau finanziert und – nachdem Ofek auf alle HMOs und Leistungserbringer ausgeweitet ist – die Betriebskosten übernehmen wird. Seitens der Gesprächspartner wurde gemutmaßt, dass eine HMO in etwa zwei bis vier Prozent

---

6 Zum genauen Inhalt des Gesetzes vgl. (U.S. Government Printing Office, 1996).

Israel

ihres jeweiligen Budgets für die IT-Infrastruktur ausgibt. Darin sind dementsprechend auch Kosten für die ePA und die Ausstattung mit Ofek enthalten. Das Ministerium für Gesundheit trägt die Kosten zur Implementierung eines Ofek-Servers bei den Leistungserbringern vor Ort. Eine weitere Finanzierungsgrundlage bilden Gelder der vom Gesundheitsministerium unabhängigen nationalen Initiative *Digital Israel* (https://www.gov.il/he/Departments/digital_israel).

3.2.3.4 Patientennutzen

Die Informationen der ePA sind auch für die Patienten per Onlinezugang oder Smartphone via App von der jeweiligen HMO – quasi in Echtzeit – einseh- und nutzbar (Gerber und Topaz, 2014).

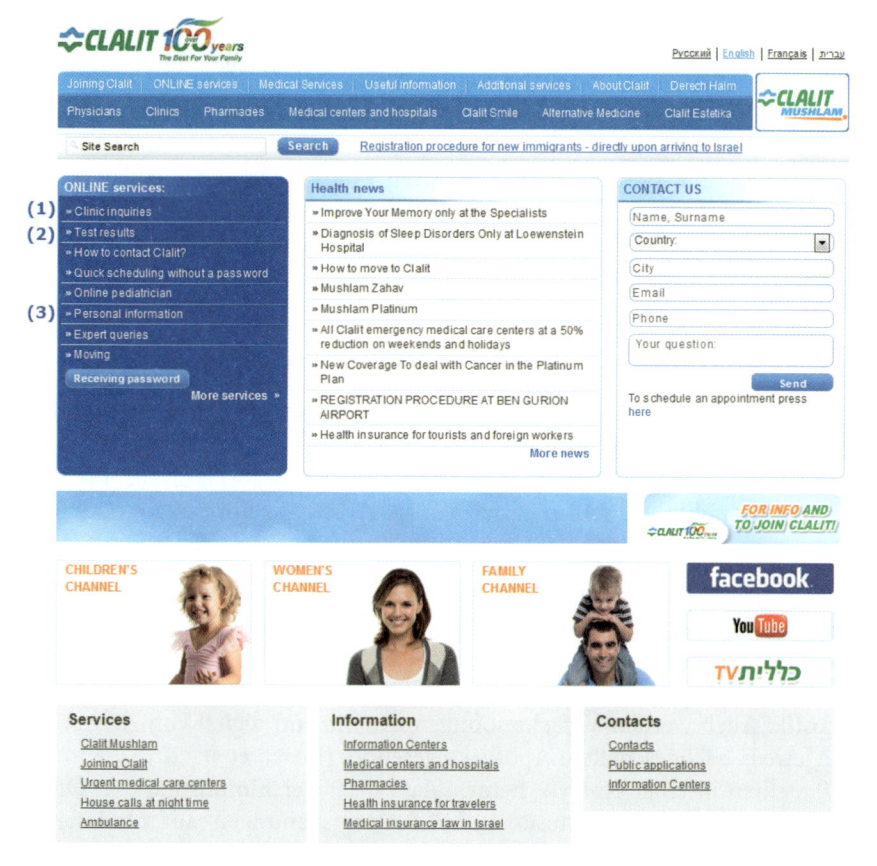

Abb. 8: Screenshot der Startseite von Clalit und den angebotenen Online Services für Versicherte

(1) = Untersuchungen, (2) = Testergebnisse, (3) = Persönliche Angaben

Quelle: http://www.clalit-global.co.il/en [abgerufen am 12.10.2016].

Dem Patienten stehen verschiedene Dienste zur Verfügung:

- Zugriff auf medizinische Daten (Catan et al., 2015) einschließlich der Ergebnisse von Laboruntersuchungen (Rosen und Merkur, 2009) sowie bildgebender Diagnostik (Frankel et al., 2013),
- Erhalten von elektronischen Erinnerungen an neuerliche Arzttermine (Rosen et al., 2015),
- Möglichkeit zur Terminvereinbarung bei Ärzten (Rosen und Merkur, 2009) oder
- individuelles Einholen eines medizinischen Feedbacks zu gesundheitsrelevanten Fragestellungen (Maccabi, 2016).

Diese Funktionen stellen einen wichtigen Schritt in Richtung Stärkung des Patientenempowerments dar – einhergehend mit mehr (Eigen-)Verantwortung und einem selbständigeren Entscheidungsprozess seitens der Patienten –, wie Catan et al. (2015) in Experteninterviews in Erfahrung bringen konnten.

Jeder Israeli hat eine sog. „Opt-Out-Möglichkeit", wenn dieser nicht möchte, dass seine Daten für alle Akteure des Gesundheitswesens über Ofek zugänglich sind. Das „Opt-Out" hat spätestens 30 Tage nach Eingang des Antrages in Kraft zu treten (Ministry of Health, 2015, 2016). Dieses Recht ist im Patientenrechtegesetz von 1996 festgeschrieben (Rosen et al., 2015). Eine Rückkehr zum Netzwerk ist nach entsprechender Antragstellung jederzeit möglich (Ministry of Health, 2016).

3.2.4 Evaluation

Eine zentrale Evaluation der ePA bzw. von Ofek fand in Israel nicht statt und ist in Zukunft auch nicht geplant. Vertrauen und ein tief verankerter Glaube an den Fortschritt lassen dies auch nicht notwendig erscheinen. Die Vorteile, die Israelis bspw. durch prädiktives Scoring erfahren, lassen Zweifel am System eher hintergründig erscheinen und den weiteren Ausbau nicht in Frage stellen.

Allenfalls fanden vereinzelte Untersuchungen statt. So zeigten Margalit et al. (2006) in einer Studie, dass ePA in 70 % der Fälle im ambulanten Bereich zum Ausstellen von Rezepten genutzt wurden. In 50 % der Fälle wurden sie zum Ausstellen von Überweisungen an andere Ärzte genutzt und in 40 % zur Labordiagnostik. Auch werden Verschreibungen zunehmend digital von Ärzten direkt an die jeweils nachgeschaltete Apotheke gesendet (Rosen et al., 2015). Nirel et al. (2010) stellten in einer Analyse heraus, dass nach der Einführung von Ofek die Zahl an (unnötigen) Labortests und CT-Untersuchungen auf Stationen der Inneren Medizin signifikant abnahm. Eine weitere Untersuchung von Ben-Assuli, Shabtai, Leshno (2013) anhand von 281.750 ePA-Protokolldateien (log-files) aus den Notaufnahmen von sieben Krankenhäusern in Israel zeigte, dass durch die Verwendung (und Vernetzung) der ePA die Zahl der (unnötigen) Eintagesaufenthalte sowie der Wiederaufnahmen nach sieben Tagen in den Kliniken reduziert werden konnte.

In der israelischen Öffentlichkeit stehen neuerdings vereinzelt Bedenken hinsichtlich des Datenschutzes in der Kritik. Um dem vorzubeugen, müssen bspw. Apotheker strenge Verpflichtungen die Privatsphäre betreffend einhalten und die Patienten vor Inanspruchnahme einer E-Health-Lösung eine Einverständniserklärung abgeben. Diese kann jederzeit – gemäß Patientenrechtegesetz von 1996 – zurückgezogen werden („Opt-Out") (Rosen et al., 2015).

3.2.5 Weitere Entwicklung

Laut israelischem Ministerium für Gesundheit wird Ofek künftig – dann unter dem Namen *Eitan* – weiterentwickelt. Dieses soll nach und nach auf alle HMOs und Leistungserbringer ausgeweitet werden (Ministry of Health, 2015). Es ist darüberhinaus geplant, die Aufnahmen der unterschiedlichen PACS (*Picture Archiving and Communication Systems*) aller Leistungsanbieter bis 2020 (u. a. Krankenhäuser, Radiologen oder *community clinics*) sowie der vier HMOs sogar schon bis zum Jahr 2017 zugänglich zu machen. Dabei soll eine sog. „*enterprise-wide zero footprint viewer*-Variante" bevorzugt werden, da diese unabhängig von Herstellern, Plattformen und Betriebssystemen der jeweiligen Anwender funktioniert. Durch den Einsatz standardisierter Netzwerkprotokolle soll dies auf jedem internetfähigen Gerät mit Webbrowser, unabhängig von DICOM-Kommunikation, VPNs, SSH Tunneln oder Proxy Servern, verwendet werden können. Durch die auch hier geplante dezentrale Speicherung entfällt die Einrichtung eines zentralen Archivs für die Aufnahmen.

Laut Expertengesprächen soll auch ein bei Clalit bereits erfolgreich etabliertes „*decision support system*" ein weiteres Roll-Out erfahren. Ferner sollen weitere Daten, u. a. zur psychischen Gesundheit oder zum sozioökonomischen Status des Versicherten (Sozial- bzw. Wohlfahrtshilfe („*social care data*")) erfasst werden. Patientenseitig läuft bereits eine Weiterentwicklung der ePA zu einer weiteren Steigerung des Patientenempowerments. So werden bspw. Kapazitäten für Videokonferenzen und zur Smartphonenutzung weiter ausgebaut. Auch sollen Möglichkeiten geschaffen werden, wie die ePA der Patienten bei einem Versichererwechsel von einer HMO zu einer anderen übertragen werden können.

3.2.6 Fazit

Zunächst muss festgehalten werden, dass Israel, das Gesundheitssystem betreffend, völlig andere Grundvoraussetzungen hat als Deutschland mit seiner zerklüfteten Versorgungslandschaft und den vielen unterschiedlichen Akteuren mit häufig äußerst unterschiedlichen Interessenlagen. So gibt es in Israel lediglich vier Krankenkassen (HMOs) und bereits heute nutzen die beiden größten Krankenkassen das gleiche System. Diese geringere Fragmentierung des Gesundheitssystems – auch unter Berücksichtigung der Tatsache, dass lediglich zwei Hauptakteure (Clalit und Regierung) im stationären Sektor agieren – lässt die Implementierung und Koordination eines israelweiten HIE einfacher erscheinen. Wettbewerb und Kostendruck haben frühzeitig eine Digitalisierung des Gesundheitssektors eingeleitet und Israel somit eine führende Rolle weltweit zukommen lassen. Clalit war dabei zeitnah an der Entwicklung einer Austauschplattform beteiligt und konnte diese den eigenen Interessen und Anforderungen gemäß entwickeln (bottom-up). Nachdem das Ministerium für Gesundheit ebenso vom Erfolg der Clalit-Lösung Ofek überzeugt war, wurde diese zunächst auch in den staatlichen Krankenhäusern eingeführt und schließlich – top-down – für alle HMOs und Leistungserbringer im Land verpflichtend. Dabei kann Israel auf ein großes Vertrauen sowohl auf der Akteursseite als auch auf Seiten der Patienten bauen, welches letztlich einen der wesentlichen Eckpfeiler zum Aufbau dieser nationalen ePA beigetragen hat. Dadurch, dass in Israel ein früher Digitalisierungsbeginn einsetzte, war es möglich, aktiv an der Mitentwicklung des Systems beteiligt zu sein. Israel stellt ein gutes Beispiel dafür dar, wie eine ePA über ihre eigentliche Funktion hinweg genutzt werden kann. So ermöglichte diese bspw. den Aufbau einer *Big Data*-Plattform. Auch können die Daten für die Versorgungsforschung oder eine direkte Ansprache von Patienten genutzt werden.

Israel ist für die deutsche Diskussion wichtig, weil ...

- es zeigt, wie entscheidend ein starker Wille seitens der Versicherer, der Leistungsanbieter und des Staates für die Implementierung einer erfolgreichen ePA ist.
- es vor Augen führt, dass eine hohe Akzeptanz in der Bevölkerung unabdingbar ist und diese insbesondere durch Systemeffizienz und strengen Datenschutz erreicht werden kann.
- das Ermöglichen von Datenaustausch und Interoperabilität durch individuelle und pragmatische Lösungen auch bei unterschiedlichen technischen Systemen funktionieren kann.
- der Mehrwert, den eine ePA über ihre eigentliche Funktion hinaus generieren kann – insbesondere in Hinblick auf Big Data und predictive modelling – sehr hoch einzuschätzen ist.

3.3 USA

3.3.1 Die USA auf einen Blick

Das amerikanische Gesundheitssystem zählt zu den teuersten der Welt. Zuletzt lagen die Gesundheitsausgaben bei 17,5 % des BIP (Mossialos et al., 2016). Knapp die Hälfte davon sind öffentliche Ausgaben (Kopetzky, 2012; The World Bank, 2016a). Der Anteil an Out-of-Pocket Zahlungen ist zwar in den letzten Jahren kontinuierlich gesunken, liegt aber immer noch bei ca. 11 % (Centers for Disease Control and Prevention, 2015; The World Bank, 2016b).

Auch wenn in der allgemeinen Diskussion häufig der Eindruck vermittelt wird, dass es „das" US-amerikanische Gesundheitssystem gibt, so entspricht dies nicht der Realität. Vielmehr existiert in den USA eine Vielzahl von Subsystemen, die zumeist parallel verlaufen und nur vereinzelt miteinander in Berührung kommen. Vergleicht man beispielsweise die Gesundheitssysteme der Bundesstaaten Kalifornien und New York, so unterscheiden sich diese mindestens so stark wie die Gesundheitssysteme von Deutschland und den Niederlanden. Allen Unterschieden zum Trotz gibt es dennoch einige Elemente, die allen Bundesstaaten gleich sind, weil es einen erheblichen bundesstaatlichen Einfluss gibt. Darunter fallen z. B. das *Medicare Program*, über das die Gesundheitsversorgung für Ältere finanziert wird, das *Medicaid Program*, über das die medizinische und pflegerische Grundversorgung von einkommensschwachen US-Bürgern finanziert wird oder *Veterans Affairs*, das Gesundheitssystem für aktive und ehemalige Soldaten (Amelung 2014). Medicare und Medicaid standen 2014 gemeinsam für 36 % der staatlichen Gesundheitsausgaben (Centers for Medicare and Medicaid Services, 2016).

Neben dieser Form der Unterstützung bietet der Staat weitreichende Steuervergünstigungen, wenn private Krankenversicherungen in Verbindung mit dem Arbeitgeber geschlossen werden. Nimmt man diese Formen der staatlichen Finanzierung von Gesundheitsversorgung mit in die Gleichung, kann nicht – wie häufig kolportiert – von einem rein privatwirtschaftlich finanzierten System gesprochen werden (Cacace, 2010). Gemeinsam mit den staatlichen Systemen sind private Arbeitgeber die wichtigsten Kostenträger von Versorgungsleistungen in den USA. Unter den privaten Arbeitgebern muss dabei zwischen zwei Typen unterschieden werden: Die erste Gruppe besteht aus Arbeitgebern – zumeist größere Unternehmen oder Zusammenschlüsse mehrerer kleinerer Unternehmen –, die selbst als Krankenversicherung für ihre Angestellte fungieren. Hierfür bedarf es einer gewissen Größe, um Risiken tragen zu können. Die zweite Gruppe umfasst Unternehmen, die Verträge mit privaten Versicherungsunternehmen eingehen. Je nach Unternehmensgröße wird den Angestellten eine konkrete Versicherungsoption angeboten oder sie können zwischen verschiedenen Angeboten des jeweiligen Vertragspartners wählen (Shi und Singh, 2013).

Trotz der hohen staatlichen Gesundheitsausgaben obliegt der privaten Absicherung eine deutlich höhere Gewichtung als bspw. in europäischen Bismarck- oder Beveridge-Systemen. Die staatliche Absicherung hat im liberalen Wohlfahrtsstaat der USA nur ergänzenden Charakter. Gesundheitliche Probleme können, bei fehlender privater Vorsorge, enorme finanzielle Einschnitte bis hin zu Privatinsolvenzen folgen (Kopetzky, 2012). Mit *dem Patient Protection and Affordable Care Act* von 2010 – umgangssprachlich unter *Obamacare* bekannt – wurde der Zugang zu Medicare ausgebaut. 2013 wurde darüber hinaus eine Versicherungspflicht eingeführt. Dennoch hatten 2015 noch immer 30 Millionen Amerikaner – ob aus freiem Willen oder aufgrund finanzieller Hürden – keine Krankenversicherung (Pieper, 2015). Die Pflichtversicherung wird zunehmend forciert. Versicherungsverweigerer müssen seit 2016 mit einem Bußgeld von 695 USD oder 2,5 % des zu versteuernden Einkommens rechnen (Mossialos et al., 2016; Pieper, 2015).

In diesem stark fragmentierten und heterogenen Milieu ist es sehr spannend die unterschiedlichen Implementierungsgrade von Technologien im Gesundheitswesen zu betrachten. Auf der einen Seite bestehen große Defizite, die viele US-Bürger von einer adäquaten Gesundheitsversorgung abschneiden und für einen schlechteren Gesundheitszustand im Vergleich zu ähnlich weit entwickelten Staaten Europas sorgen (GBD 2015 Mortality and Causes of Death Collaborators, 2016). Auf der anderen Seite gibt es in Form von Gesundheitsunternehmen wie der Mayo Clinic oder von Kaiser Permanente (KP)[7] auch *best practice* Beispiele, die vor allem technologische Innovationen wie die ePA vorantreiben und bereits seit Jahren nutzen. KP bspw. Formulierte schon Ende der 1990er Jahre das Ziel, für alle Regionen, in denen der Versicherer tätig ist, eine einheitliche elektronische Gesundheitsakte einzuführen (Liang, 2010).

Aufgrund der langjährigen Erfahrung und des hohen Entwicklungsgrads der ePA von KP soll diese im Fokus der vorliegenden Case Study stehen.

3.3.2 Entwicklungsgeschichte der ePA – die sinnhafte Nutzung der ePA, im Gesetz und in der Praxis

Bevor die Entwicklung der ePA bei KP im nächsten Kapitel dargestellt wird, soll zunächst kurz auf die nationale Gesetzgebung im Bereich der ePA eingegangen werden.

Die Implementierung von informationstechnologischen Lösungen steht seit mehr als zehn Jahren auf der Agenda der nationalen Gesetzgebung der USA (Furukawa et al., 2014; Kuperman, 2011). So wurde bereits 2004 das Office of the National Coordinator for Health Information Technology (ONC) ins Leben gerufen, welches u. a. die Verbreitung der ePA vorantreiben sollte. Ein Fokus lag dabei insbesondere auf dem Thema Interoperabilität (Kuperman, 2011). Ein relevanter Schub für die ePA in den USA kam mit dem Health Information Technology for Economic and Clinical Health Act (HITECH) von 2009. Mit diesem Gesetz wurde die sinnvolle Nutzung (meaningful use) von ePA und der Austausch von Gesundheitsinformationen (HIE) vorangetrieben (Furukawa et al., 2014). Bekanntheit erlangte das Gesetz insbesondere als sog. Meaningful Use-Programm. Das ONC

---

7 Kaiser Permanente ist eine Health Maintenance Organisation (HMO) mit Firmensitz in Oakland, Kalifornien. Sie wurde 1945 gegründet und hatte 2015 10,2 Mio. Versicherte in insgesamt neun Bundesstaaten der USA (Kaiser Permanente, 2015; Silvestre, Sue, Allen, 2009).

und die Centers for Medicare and Medicaid Services (CMS) haben in diesem Zuge den Auftrag erhalten, Indikatoren für eine sinnvolle Nutzung der ePA zu erarbeiten (Krist et al., 2014). Dazu wurden Indikatoren in drei Stufen erlassen. Ziel der ersten Stufe war es, Standards zu Datenerfassung und -austausch zu fördern. In der zweiten Stufe waren fortgeschrittene ePA-Funktionen (insbesondere e-Verschreibungen) sowie HIE zentral. Die dritte Stufe fokussierte sich insbesondere auf verbesserte medizinische Outcomes und das Patientenselbstmanagement. Intention des Gesetzes war es, die Versorgung zu verbessern und gleichzeitig Kosteneinsparungen zu realisieren (HealthIT, 2013; Thompson et al., 2015). Dabei wurden bis 2014 ca. 28 Mrd. USD als Incentives für die Ärzte bereitgestellt, wenn diese die definierten Kriterien erfüllten. Für die einzelnen Ärzte beinhaltete das Programm bis zu 63.750 USD über sechs Jahre bzw. 44.000 USD über fünf Jahre abhängig davon, ob die Förderung über Medicare oder Medicaid lief (Mennemeyer et al., 2016). Gleichzeitig konnten Krankenhäuser mehrere Millionen US-Dollar an Zuschüssen erhalten, wenn sie bereits vor 2014 eine ePA eingeführt und mit dieser gearbeitet hatten (Fasano, 2013).

Gleichzeitig wurde festgelegt, dass die Ärzte, die nach der Übergangszeit im Jahr 2015 keine zertifizierte ePA implementiert hatten und diese auch nicht nutzten, mit Kürzungen in der Vergütung von Medicare-Patienten von 1 % des Budgets zu rechnen hatten. Die Kürzungen stiegen in den Folgejahren auf 3 % bzw. sogar 5 % weiter an (Mennemeyer et al., 2016). Seit HITECH steigt die Zahl an Leistungserbringern, die eine ePA nutzen, stetig an. So verwendeten 2014 bereits 83 % aller Ärzte sowie 76 % der Krankenhäuser im Land ein ePA-System (Mossialos et al., 2016). Das *Meaningful Use*-Programm läuft 2016 aus und wird im Zuge des *Medicare Access and CHIP Reauthorization Act* von 2015 ersetzt. Teilweise läuft die dritte Stufe des *Meaningful Use*-Programms unter diesem Gesetz allerdings weiter. Dieses neue Gesetz fokussiert bei der Vergütung der Ärzte verstärkt auf qualitäts- und nicht mehr mengenorientierte Modelle, wobei weiterhin die Nutzung von ePA honoriert wird (Butler, 2016).

3.3.3 Status quo: die ePA in der Versorgungspraxis bei Kaiser Permanente

Im Folgenden soll anhand des Beispiels von KP der Status Quo einer ePA-Lösung in den USA beleuchtet werden. Als KP zu Beginn der 2000er Jahre Marktanteile verlor, entschied sich der damals neue CEO Halvorson für die Einführung einer einheitlichen ePA innerhalb von drei Jahren. Die ePA wurde sowohl im ambulanten als auch stationären Bereich in Kooperation mit nur einem Anbieter – Epic Systems – entwickelt. Durch diese *One-Vendor-Strategie* sollte die Zahl an Schnittstellen und Fehlerquellen reduziert sowie Kosten gesenkt werden. Insbesondere standen dabei Patienten- und Datensicherheit im Vordergrund (Liang, 2010). Es wurden lokal bestehende Lösungen zugunsten einer einheitlichen Strategie und Lösung verworfen. Seit 2003 firmiert die KP-Lösung unter dem Namen **KP**

HealthConnect. Die Umsetzung kostete den Versicherer in etwa 400 Mio. USD (Fasano, 2013). KP HealthConnect sollte die eigene Zukunftsvision des Unternehmens, auch bekannt als *Blue Sky Vision*, umsetzen helfen. Die zentralen Punkte dieser Vision waren gemäß Liang (2010)

- die Etablierung des Zuhauses eines Versicherten als Knotenpunkt (sog. *hubs*),
- eine patientenzentrierte Versorgung,
- die Herstellung von sicheren und nahtlosen Übergänge,
- die Integration von Ressourcen sowie
- eine Individualisierung der Versorgung.

KP HealthConnect wird in allen KP Regionen angewandt, zugleich wird den einzelnen Regionen Raum für Individualität eingeräumt. Um zu Beginn alle Regionen an einen Tisch zu holen, verfolgte KP den Ansatz des „*Collaborative Build*": KP schuf mit HealthConnect ein überregionales und einheitliches System mit klaren Standards. Zugleich gab man aber den Regionen noch die Möglichkeit, auf ihre besonderen Voraussetzungen und Bedürfnisse einzugehen und diese in das System zu integrieren. Diesen Ansatz fassten Deckard und Hudson (2010) wie folgt zusammen: „Diverging later would be easy, but converging later would be almost impossible".

So hat KP heute eine ePA-Lösung, innerhalb derer Daten zur Versorgung eines Patienten über Bundesstaaten und Sektoren hinweg geteilt werden.

3.3.3.1 Funktionalität

KP HealthConnect geht über das dominierende Verständnis dessen, was eine ePA ausmacht, weit hinaus. In KP HealthConnect werden klinische Daten nicht nur an ein Termin- und Abrechnungsmanagement gekoppelt, sondern in einem weiteren Schritt von KP dafür genutzt, die Versorgung neu zu gestalten. Zentrale Bestandteile von KP HealthConnect sind laut Liang (2010):

- PHR **My Health Manager** (seit 2005 aufrufbar unter www.kp.org),
- Praxismanagement (seit 2003 u. a. Rechnungen oder Terminmanagement),
- ambulante klinische Informationen (seit 2004 durch Ärzte verfasst und peu à peu auf weitere Bereiche (u. a. Onkologie oder Radiologie) ausgeweitet),
- Krankenhausabrechnungssystem (seit 2004),
- Krankenhausapothekensystem (seit 2004),
- Krankenhausadministrationssystem (seit 2004 u. a. Entlassmanagement oder Tracker für die Notaufnahme),
- stationäre klinische Informationen (seit 2006) sowie
- Schnittstellen mit Applikationen anderer Systemanbieter wie IBM oder zu bereits vorher existierenden Applikationen wie ambulante Apotheken- oder Radiologiesysteme

Laut Expertengesprächen ist die grundlegende Aufgabe der ePA nicht, Daten zu dokumentieren, sondern Kommunikation und Koordination zu ermöglichen. Egal an welchem Punkt im KP-System ein Patient behandelt wird: die Informationen liegen dort vollständig vor. Dies sei essentiell um zu gewährleisten, dass der Patient sichere und qualitativ hochwertige Versorgung erhält. So können Ärzte Patienten beispielsweise direkt an Spezialisten bzw. Fachärzte weiterleiten und sehen in der ePA auch, welcher Arzt in welcher Institution grade verfügbar ist. Kooperation zwischen Ärzten ist explizit erwünscht und soll durch die ePA erleichtert werden.

Die online einsehbare und werbefreie PHR My Health Manager ist seit 2007 vollständig verfügbar und mit der ePA von KP verbunden (Christensen und Silvestre, 2010; Silvestre et al., 2009). Innerhalb dieses Systems können die Patienten ihre medizinischen Daten (u. a. Laborresultate, Impfungen, vorangegangene Arztbesuche, Verschreibungen, Allergien oder Erkrankungen) fast vollständig einsehen. Zudem erlaubt My Health Manager eine sichere Kommunikation mit Ärzten und auch Apotheken. Auch können Patienten Termine buchen, einsehen oder ändern, Folgerezepte beantragen oder Versicherungsverträge einsehen und managen. Des Weiteren werden dort Informationen zu Gesundheitsthemen und -programmen bereitgestellt (Liang, 2010; Silvestre et al., 2009). My Health Manager enthält zudem weitere Anwendungen wie das *Total Health Assessment* des Anbieters Health Media International, das diverse Selbstmanagementprogramme bspw. im Bereich von Rückenschmerz, Stress oder Rauchentwöhnung anbietet (Christensen und Silvestre, 2010).

Ein weiteres zentrales Element von KP HealthConnect besteht darin, dass Daten genutzt werden, um den Ärzten Entscheidungshilfen zu liefern. Integriert sind bspw. diverse Alarmfunktionen bei Verschreibungen oder auch Erinnerungen an noch ausstehende Untersuchungen. Zudem werden die Daten der ePA auch zum Zweck des Qualitäts- und Gesundheitsmanagements ganzer Populationen bereitgestellt und genutzt. Dabei erlaubt KP HealthConnect es zudem einzelnen Fachrichtungen, eigene Tools zu entwickeln und diese in das Gesamtsystem zu integrieren und gemeinsam zu nutzen (z. B. Standardprotokolle für den Bereich der Onkologie oder die Möglichkeit für Urologen, gezielte Analysen zu relevanten Fragestellungen durchzuführen und darauf aufbauend neue Standardprotokolle abzuleiten) (Liang, 2010).

Case Studies

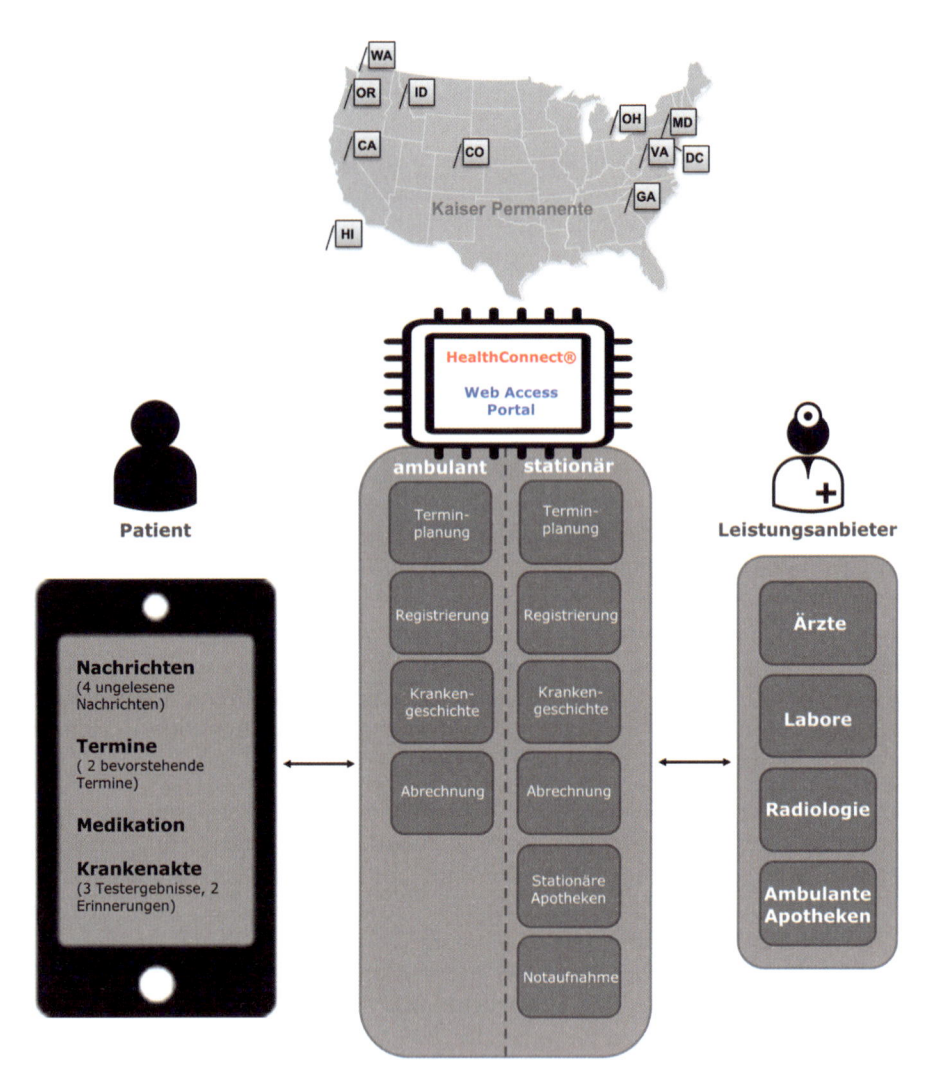

Abb. 9: Bestandteile von KP HealthConnect

Quelle: Eigene Darstellung adaptiert nach Sheppard (2011) und Pai (2014).

Die Funktionalität von KP HealthConnect ist eng an weitere technische Fortschritte innerhalb von KP gekoppelt. So ist es den Ärzten in Krankenhäusern möglich, die Patientendaten zu jeder Zeit einzusehen. Dies ist möglich, da die Ausstattung der Krankenhäuser mit mobilen Computern aber auch die Ausstattung der Ärzte mit Smartphones und Tablets durch KP ebenso konsequent vorangetrieben wurde wie der Aufbau der ePA selbst (Fasano, 2013).

3.3.3.2 Technologie und Datenschutz

KP HealthConnect basiert auf diversen integrierten Softwarelösungen von Epic Systems für die Bereiche ambulant und stationär, Abrechnung, Registrierung, Entlassmanagement, Terminmanagement sowie Webportale, die über eine zentrale Datenbank miteinander verbunden sind (Wiesenthal, 2005). Laut Expertengesprächen erlaubt dies beispielsweise auch, dass Daten von Leistungserbringern, die nicht Teil von KP sind und Epic Lösungen nutzen, in dem System integriert werden können.

KP HealthConnect erfüllt eine Vielzahl nationaler und internationaler Standards wie ISO, HL7, ASTM oder DICOM. Die eigens entwickelte *Convergent Medical Terminology* (CMT) erlaubt es, dass Konzepte aus unterschiedlichen Datenquellen (z. B. Labore oder Kliniken) miteinander kommunizieren können. Dabei ermöglicht es CMT, dass Daten nutzerfreundlich ausgegeben werden. Gleichzeitig können diese Daten auch u. a. für das Qualitätsmanagement genutzt werden (Suarez, 2013).

Laut Expertengesprächen gab es in der Vergangenheit vereinzelte Fälle von Datenmissbrauch. KP hat verschiedene Strategien, um a) Datenmissbrauch von außerhalb, b) Datenmissbrauch von innerhalb der Organisation (z. B. unbefugten Ärzten) und c) technischen Fehlern (wie dem falschen Versenden von E-Mails mit medizinischen Daten) zu begegnen. Dazu gehören bspw.: Ein großes Team im Bereich Cybersicherheit, Data-Mining (um beispielsweise zu sehen, ob Daten von KP Mitgliedern eingesehen werden, die nicht befugt sind) sowie automatische Verschlüsselung. So wird jeder Zugriff auf die ePA sowie die Nutzung von Daten registriert und aufgezeichnet. Auch ist das System so aufgebaut, dass nicht jeder Akteur im System automatisch alle relevanten Informationen einsehen kann. Die integrierten Sicherheitskontrollen und abgestuften Freischaltungen erlauben es – besser als dies bei papierbasierten Akten der Fall wäre – Datenschutz zu gewähren und entsprechend umzusetzen.

Auf nationaler Ebene verlangt seit 1996 der *Federal Health Insurance Portability and Accountability Act*, dass Patienten ihre Patientenakte einsehen dürfen. Gleichzeitig bestehen jedoch diverse bundesstaatliche Gesetze, die eine vollständige Einsicht in die eigene Patientenakte einschränken (können). So ist es in Kalifornien etwa nicht erlaubt, den Patienten elektronisch Ergebnisse zu HIV-Tests zu kommunizieren. Auch sind einige medizinische Ergebnisse oder Diagnosen im gesamten System blockiert. Dazu zählen u. a. jene, die auf Kindesmissbrauch schließen lassen (Christensen und Silvestre, 2010).

3.3.3.3 Finanzierung und Organisation

Die Wahl der ePA bei KP war eine klare top-down-Entscheidung. Der damalige CEO sprach sich für die Einführung aus und stand – gemeinsam mit weiteren

Führungspersonen – hinter diesem Projekt. Dabei wurden auch Vertreter der Ärzteschaft mit an den Tisch geholt. Auch wenn es teilweise Widerstände gab, so führten das starke und entschlossene Leadership sowie der Konsens innerhalb der Unternehmensführung dazu, dass KP einen Weg ohne Kompromisse einschlagen konnte. Es wurden klare Verantwortlichkeiten geschaffen und Führungspersonen eingestellt, die sich der ePA widmen sollten. KP HealthConnect war dabei auch Teil der Strategie bzw. des Versprechens von KP, integrierte und patientenzentrierte Versorgung, die den Patienten zugleich aktiv einbindet, zu liefern. Ein interner Business Case, der erste monetäre Effekte innerhalb von elf Jahren erwartete, verstärkte das Interesse von KP an einer ePA. Dass die Einführung von KP HealthConnect zu einer neuen Arbeitsweise und Zusammenarbeit führen würde, wurde antizipiert – ja sogar gewollt – und von Anfang an mit beachtet. Die ePA wurde dabei als ein notwendiges Werkzeug – oder vielmehr als das Rückgrat – angesehen, um die Versorgung grundlegend zu verändern. Die gesamten Projektkosten seit der Einführung belaufen sich auf weit über vier Mrd. USD (Liang, 2010). KP zufolge war die Implementierung der ePA richtig und wichtig und hat sich finanziell bereits ausgezahlt. Dies spiegelt sich auch in der Zufriedenheit der Versicherten, einigen klinischen Outcomes sowie deutlichen Effizienzsteigerungen wider. Durch KP HealthConnect ist das Unternehmen in der Lage, ein ausführliches Qualitätsmanagement zu betreiben und so auch Krankenhäuser und Praxen untereinander zu vergleichen (Garrido und Chase, 2010).

Laut Expertenmeinungen ist ein zentraler Treiber für den Erfolg der ePA – aber auch die Entscheidung eben für diese – das Vergütungssystem innerhalb von KP. Während der Großteil des amerikanischen Gesundheitssystems auf Basis von *fee-for-service* Zahlungen vergütet wird, verfolgt KP ein *capitation fee* Modell. Das bedeutet, dass der Arzt bspw. nicht für jede einzelne Dienstleistung, sondern pro Patient vergütet wird. Dies ist ein enormer Treiber innerhalb von KP gewesen, Patienten so optimal wie möglich zu versorgen – und dafür mussten beispielsweise Brüche an der Schnittstelle stationär/ambulant behoben werden. Das ermöglicht die ePA.

3.3.3.4 Patientennutzen

Die Patienten sind derzeit bereits aktiv über KP HealthConnect – insbesondere über My Health Manager – in den Versorgungsprozess einbezogen.

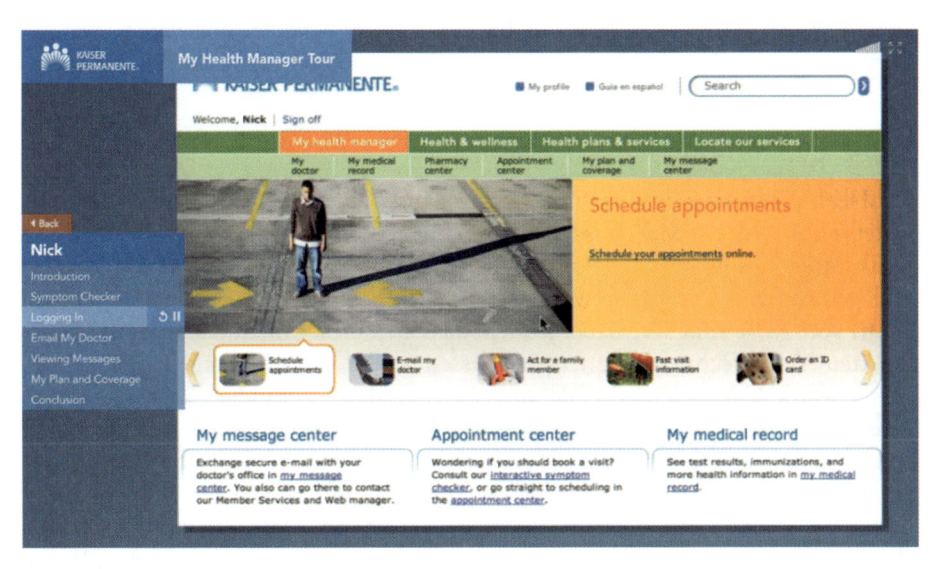

Abb. 10: Screenshot von My Health Manager

Quelle: https://my.kp.org/maryland/wp-content/uploads/sites/414/2014/07/myhealthmanager-tour_thumbnail.jpg [abgerufen am 12.10.2016].

So können sie u. a. Termine vereinbaren, Folgerezepte anfordern, mit Leistungserbringern kommunizieren oder diverse Gesundheitsinformationen einsehen. Über eine App haben sie darüber hinaus die Möglichkeit, ihre Daten immer und von überall zu nutzen und einzusehen. Sie können ebenso im Auftrag von Angehörigen aktiv werden. Alles in allem steht es den Patienten dabei frei, ob sie sich online für die Nutzung von My Health Manager registrieren und damit ihre Daten zu Forschungszwecken freigeben (Liang, 2010).

Die Patientensicherheit profitiert durch die Lösung von KP u. a. durch eingebaute Alarme, die anschlagen, wenn Patienten bspw. (neue) Verschreibungen, Folge- oder Laboruntersuchungen erhalten oder Ärzte automatische Erinnerungen zu den behandelnden Patienten bekommen (Durham, 2010). Patienten können ihre Ergebnisse in einigen Bundesstaaten zudem in Echtzeit einsehen oder direkt, sobald sie beim behandelnden Arzt ankommen (Christensen und Silvestre, 2010).

Eine ausführliche Datenschutzdebatte, wie sie aus Deutschland bekannt ist, gab es bei der Einführung der ePA nicht. Ganz im Gegenteil sei laut Expertenmeinungen die ePA ein großer Wachstumstreiber gewesen und viele Patienten hätten sich, u. a. deshalb, für KP entschieden. Generell sei zudem in den USA die Rechtsgrundlage im Bereich Privatsphäre keine große Hürde für die Einführung der ePA gewesen. Lediglich die Daten von Teilnehmern diverser Suchtprogramme können nicht (bzw. nicht ohne weiteres) weitergeleitet werden. Doch auch diese Hürde hat KP überwunden. KP vertritt dabei die Ansicht, dass zwischen Datenschutz und

Sicherheit der Patientengesundheit bzw. gar Patientenleben abgewogen werden muss – zugunsten des letzteren.

3.3.4 Evaluation

KP HealthConnect wurde strukturiert geplant und eingeführt. Den beteiligten Akteuren war dabei klar, dass sich Effekte von KP HealthConnect in diversen Indikatoren – sowohl organisatorischer als auch medizinischer Art – niederschlagen werden. Antizipiert wurde bei der Einführung ein *Return on investment* (ROI) von 18 %. Klar war dabei jedoch, dass sich dieser nicht leicht von anderen Effekten herausrechnen und trennen lassen würde (Garrido und Chase, 2010). Daher wurde bereits seit 2003 daran gearbeitet, diese Veränderungen – wenn sie denn eintreffen – identifizieren und evaluieren zu können (Liang, 2010). So konnte bspw. für die Einführung von KP HealthConnect auf Hawaii gezeigt werden, dass die Zahl an Arztbesuchen vor Ort um 26 % im ersten Jahr nach der Implementierung sank. Gleichzeitig stieg die Zahl an Arzt-Patienten-Kontakten aber u. a. durch die Nutzung von Internet-Messaging oder Telefonanrufe um 8,3 % an (Chen et al., 2009). Durch KP HealthConnect verfügt KP über einen enormen Datensatz, der nicht nur die Evaluation der ePA zulässt, sondern auch für Qualitäts- und Patientenmanagement, die Optimierung der Versorgung sowie zur Prävention eingesetzt werden kann. Insbesondere der Längsschnittcharakter dieser Daten ermöglicht es KP, weitreichende Analysen durchzuführen. Damit kann KP seine Versorgung speziell auf einzelne Subpopulationen ausrichten und auf dieser Ebene auch evaluieren. Dies wird bei KP auch systematisch durchgeführt (Liang, 2010).

Im Jahr 2015 wurden über KP HealthConnect 40,5 Mio. Laborresultate online eingesehen, 19,3 Mio. Folgerezepte erstellt bzw. beantragt sowie 4,7 Mio. Terminbuchungen vorgenommen. Knapp die Hälfte der KP-Versicherten (5,37 Mio.) sind auf der Onlineplattform (www.kp.org) registriert (Kaiser Permanente, 2015). Rechnet man die unter 13-Jährigen heraus, denen dieser Service nicht angeboten wird, und jene, die keinen Internetzugang besitzen, dann nutzen über 60 % der Versicherten von KP dieses Angebot (Christensen und Silvestre, 2010).

Betrachtet man die USA nun wieder im Allgemeinen, so lässt sich feststellen, dass insbesondere seit der Verabschiedung des HITECH Act im Jahr 2009 die Zahl der Leistungserbringer, die eine ePA nutzen, stetig ansteigt. So verwendeten 2014 bereits 83 % der Ärzte sowie 76 % aller Krankenhäuser in den USA ein ePA-System (Mossialos et al., 2016). Diese Zahlen dürften jedoch die Nutzung wirklich sinnhafter ePA überschätzen, da laut Furukawa et al. (2014) im Jahr 2013 nur 45 % der ambulant tätigen Ärzte eine ePA nutzten, die folgende sieben Kriterien erfüllte: „recording patient history and demographic information, maintaining patient problem lists, recording clinical notes, recording medication and allergy lists, viewing laboratory results, viewing imaging reports, using computerized prescription ordering".

Im Krankenhausbereich nahm die Nutzung einer ePA, die als umfassend (liefert klinische Informationen, erlaubt Dateneintragung (Medikation, Laborergebnisse etc.) und -einsicht, integriertes *Decision Support System*) bezeichnet wird, zwischen 2008 bis 2014 von 1,6 % auf 34,4 % zu (Charles, Gabriel, Searcy, 2015).

3.3.5 Weitere Entwicklung

KP sieht sich selbst noch nicht am Ende der Entwicklung angekommen und versucht stetig die Möglichkeiten von KP Health Connect und auch von My Health Manager weiter auszubauen und –schöpfen (Garrido und Chase, 2010). Dazu werden u. a. kontinuierlich neue Epic-Module integriert (bspw. im Bereich von Langzeitpflege, Home-Heath etc.) Dabei verfolgt das Unternehmen klar die bereits angesprochene Blue Sky Vision, die es für die eigene Zukunft formuliert hat. In diesem Zuge forciert KP eine Gesundheitsversorgung, das näher an Zuhause und Alltag des Patienten heranrückt. Daher ist u. a. der Ausbau von e-Konsultationen, Telehealth und die Einbindung diverser elektronischer Monitoringtools, die dort ein- bzw. angesetzt werden können, zentral (Halvorson, 2010; Suarez, 2013). Des Weiteren beinhaltet die Vision auch einen großen Fokus auf der Integration der Versorgung. So sollen in der Zukunft bspw. Echtzeitkonsultationen zwischen Ärzten und (chronischen) Patienten zum Standard werden (Halvorson, 2010). Darüber hinaus sollen Ärzte weitreichende und intelligente Entscheidungsunterstützungen an die Hand gelegt werden. Dazu gehört auch, predictive modelling und analytics gezielt zu nutzen, um Versorgungsbedürfnisse zu antizipieren und darauf aufbauend Patienten individualisiert anzusprechen und zu versorgen (Durham, 2010).

Zur Versorgungsoptimierung soll auch gehören, Bereiche wie Genomik oder Bionik zu integrieren und diese in Behandlungsentscheidungen einfließen zu lassen. So sollen in Zukunft z. B. Erkenntnisse der Genomik – wo dies möglich ist – gezielt genutzt werden, um Krebstherapien optimal anzupassen. In diesem Bereich liegt auch eine Herausforderung für die Zukunft darin, die Patientendaten über die einzelnen Regionen zu harmonisieren und in einer Datenbank zusammenzuführen. Diverse andere Projekte beinhalten bspw. die systematische Analyse und Aufbereitung von Freitextbereichen in den Dokumentationen der Ärzte (u. a. Anamnese, Krankengeschichte der Familie etc.) durch Natural Language Processing oder den Ausbau der Möglichkeiten der Patienten, eigene Daten einzugeben (Durham, 2010).

Um gezielt auch Vorhersagen treffen zu können, die als Basis für medizinische oder unternehmerische Entscheidungen dienen können (z. B. über die Nutzung eines neuen Medikaments oder eines neuen Präventionsprogramms), sollen Daten von KP HealthConnect vermehrt mit komplexen mathematischen Modellen wie dem Archimedes Model verknüpft werden, um so quasi eine virtuelle Welt zu schaffen, in der Modelle lebensnah durchgespielt werden können (Eddy, 2010).

Über das eigene Unternehmen hinaus ist KP auch Mitglied und Mitgründer des Care Connectivity Consortium (CCC), in welchem sich große Gesundheitsdienstleister und Versicherer der USA wie die Mayo Clinic oder Intermountain Healthcare zusammengeschlossen haben, um die Interoperabilität unterschiedlicher Systeme gemeinsam voranzutreiben (Suarez, 2013).

3.3.6 Fazit

Von der Lösung, die KP mit KP HealthConnect entwickelt hat, kann man insbesondere lernen, welche vielfältigen Funktionen eine ePA haben kann und was darüber hinaus alles möglich ist. Gleichzeitig können die Erkenntnisse nur schwer auf den gesamten amerikanischen oder gar deutschen Kontext übertragen werden. KP ist ein Unternehmen – Gesundheitsdienstleister und Versicherer zugleich –, welches, basierend auf einem klaren Commitment und einem antizipierten ROI, einen Weg hin zur Digitalisierung der Gesundheitsversorgung gegangen ist – und zwar trotz der langen Zeit, die zwischen den immensen Investitionen und dem Eintreten von ersten ROI lag. Kostendruck und Wettbewerb waren hier, ebenso wie bei Clalit in Israel, zentrale treibende Faktoren. KP hat zudem antizipiert und gewollt, dass sich die Zusammenarbeit innerhalb des Systems mit der Einführung der ePA grundlegend ändert. Damit offen umzugehen und keine Veränderungen zu scheuen, waren zentrale Stützen dieses Prozesses. Auch die Entscheidung, bestehende Systeme zu verwerfen und von neuem zu beginnen, ist kennzeichnend für den Erfolg, den KP HealthConnect hatte. KP ließ den zentralen Akteuren allerdings auch Möglichkeiten, eigene Visionen der ePA zu verwirklichen. Das Fallbeispiel zeigt deutlich, wie relevant ein starkes Leadership und ein realistischer Blick in Zukunft sind. Mit Blick auf die Kunden (Patienten) des Unternehmens hat es KP geschafft, das Vertrauen dieser zu gewinnen und den Nutzen der Technologie deutlich zu machen. Die Investition in die Lösung hat sich aus Perspektive von KP ausgezahlt.

KP ist ein Unternehmen mit der Vision, die Gesundheitsversorgung grundlegend zu ändern und den Weg der Digitalisierung zu gehen. Dabei hat KP einen anderen Weg verfolgt als bspw. Dänemark. Trotz einer Vielzahl an Regionen mitsamt unterschiedlichen Anforderungen wurde lediglich ein Anbieter (Epic Systems) für die technische Lösung gewählt. So wurde die Zahl an notwendigen Schnittstellen und damit einhergehend auch die laufenden Kosten für Interoperabilität reduziert, wobei gleichzeitig Möglichkeiten gelassen wurden, neue Komponenten einzufügen und regionale Besonderheiten zu beachten. Anhand von KP HealthConnect lässt sich deutlich sehen, welchen Nutzen eine ePA über die reine Sammlung und den Austausch von Daten im Gesundheitswesen haben kann. KP nutzt die ePA, um Versorgung zu antizipieren, zu unterstützen und schlussendlich die Versorgung der Zukunft zu gestalten.

Die USA sind für die deutsche Diskussion aus dem Grund spannend, weil ...

- es viele best practice Beispiele wie Kaiser Permanente gibt, wo bereits langjährige Erfahrung mit ePA-Lösungen existieren und hochentwickelte technische Lösungen in die Versorgungspraxis integriert sind.
- nicht *die* perfekte Lösung gesucht wird, sondern modular vorgegangen wird.
- Lösungen in einzelnen Versichertenkollektiven umgesetzt werden, ohne dass die Systemstrukturen angepasst werden müssen.
- das *Meaningful Use*-Programm eine politische Marschroute vorgibt, wie mit Hilfe einer „*carrot and stick*"-*policy* die sinnvolle Nutzung der ePA auch in die breite Versorgungslandschaft vorangetrieben werden kann.

3.4 Österreich

Österreich erscheint in einer Diskussion um die Fortschrittlichkeit bei der Digitalisierung im Gesundheitswesen insbesondere deshalb interessant, weil es systemisch stark mit dem deutschen vergleichbar ist. So gelten Österreicher wie Deutsche weltweit – was die Versorgungsstrukturen betrifft – nicht gerade als Vorreiter bei der Medizin der Zukunft. Auch sind beide Länder dafür bekannt, dass sich datenschutzrechtliche Bedenken in weiten Kreisen der Bevölkerung halten und entsprechend hemmend auf den Fortschritt – nicht nur im medizinischen Bereich – wirken.

3.4.1 Österreich auf einen Blick

Die Gesundheitsausgaben von Österreich nahmen über die letzten Jahrzehnte relativ beständig zu und lagen zuletzt (Stand: 2014) auf dem bisher höchsten Stand von 10,3 % des BIP (OECD, 2016c). Dem Gesundheitssystem liegt dabei ein gemischtes Finanzierungsmodell zugrunde, deren Ursprünge in einem klassischen Bismarck-Modell begründet sind. Staat und soziale Krankenversicherungen tragen fast zu gleichen Teilen zu dessen Finanzierung bei. Die Mitgliedschaft in einer Krankenkasse ist verpflichtend. Sie wird entweder durch den Wohnort (eine Gebietskrankenkasse (GKK) pro Bundesland) oder die Berufsgruppe (sechs spezielle Betriebskrankenkassen) des Versicherten bestimmt. Daneben existieren noch die Sozialversicherungsanstalten der Bauern, der gewerblichen Wirtschaft, der öffentlich Bediensteten sowie für Eisenbahn und Bergbau. Neben der Pflichtversicherung steht jedem Versicherten der Abschluss privater Zusatzversicherungen frei. Anders als in Deutschland gibt es in Österreich keinen Wettbewerb zwischen den 19 Anbietern von Krankenversicherungen im Land.

Das Gesundheitssystem Österreichs bietet eine universelle Abdeckung (*universal health coverage*) für die Bevölkerung an. Es besteht eine breit gefächerte und qualitativ hochwertige Versorgung. Patienten haben freie Arztwahl und einen uneingeschränkten Zugang zu allen Stufen der Versorgung (Allgemeinmediziner, Fachärzte, Krankenhäuser).

Bund und Länder teilen sich die Zuständigkeiten die Gesundheit betreffend. Ferner liegen viele Aufgaben – ähnlich wie in Deutschland auch – in Verantwortung von Selbstverwaltungsorganen (u. a. Hauptverband der österreichischen Sozialversicherungsträger). Fast alle Bereiche des Gesundheitssystems unterstehen der Zuständigkeit des Bundes und werden vom Bundesministerium für Gesundheit und Frauen (BMGF) beaufsichtigt – mit Ausnahme des stationären Sektors. Dieser liegt im Verantwortungsbereich der Bundesländer (Hofmarcher und Quentin, 2013).

3.4.2 Entwicklungsgeschichte der ePA – Über den „Zugangsschlüssel" e-card zur ELGA

Bereits 2005 wurde die **e-card**, eine elektronische Gesundheitskarte (eGK), auf der *keine* Gesundheitsdaten gespeichert werden, im ganzen Land eingeführt und legte den Grundstein zum Aufbau einer bundesländerübergreifenden und in einheitlicher Nomenklatur auftretenden ePA in Österreich, die eine durch und durch gesundheitspolitische Entscheidung darstellt (Hofmarcher und Quentin, 2013). Die österreichische ePA firmiert unter dem Akronym **ELGA** (**E**lektronische **G**esundheits**a**kte) (Bundesministerium für Gesundheit und Frauen, 2016b). Im Anschluss an eine von IBM (2006) durchgeführte Machbarkeitsstudie[8] die Implementierung einer ePA betreffend wurde 2012 das Gesundheitstelematikgesetz (GTelG) erlassen, das die rechtliche Grundlage zur österreichweiten Einführung von ELGA bildet (Bundeskanzleramt, 2016).

Eine Arbeitsgemeinschaft (Arge) zur Erarbeitung der ELGA legte dafür zwischen September 2006 und Dezember 2009 die Grundpfeiler der Digitalisierung im österreichischen Gesundheitssystem. Zum 1. Januar 2010 wurde diese Arge durch die ELGA GmbH abgelöst, welche sich seitdem um eine vollständige Implementierung von ELGA in Österreich – inklusive Koordination und Integration aller operativen Maßnahmen, Einrichtung von Systemkomponenten und Begleitung

---

8 In dieser Machbarkeitsstudie ist ELGA wie folgt definiert: „Die Elektronische Gesundheitsakte (ELGA) umfasst die relevanten lebenslangen multimedialen und gesundheitsbezogenen Daten und Informationen bezogen auf eine eindeutig identifizierte Person. Die Daten und Informationen stammen von verschiedenen Gesundheitsdiensteanbietern und vom Patienten selbst und sind in einem oder mehreren verschiedenen Informationssystemen gespeichert (virtueller Gesundheitsakt). Sie stehen orts- und zeitunabhängig (kostengünstig) am Ort der Behandlung allen berechtigten Personen entsprechend ihren Rollen und den datenschutzrechtlichen Bedingungen in einer bedarfsgerecht aufbereiteten Form zur Verfügung" (IBM, 2006).

von weiteren Pilotprojekten sowie das Qualitäts- und Akzeptanzmanagement – kümmert (Hofmarcher und Quentin, 2013).

Anfang 2014 gingen das ELGA-Portal, die ELGA-Servicehotline sowie die ELGA-Ombudsstellen – angesiedelt bei der Patientenanwaltschaft im jeweiligen Bundesland – in Betrieb (Bundesministerium für Gesundheit und Frauen, 2016b).

Seit Dezember 2015 wird ELGA schrittweise in ganz Österreich installiert. Begonnen wurde zunächst in öffentlichen Krankenhäusern (gegenwärtig 53 von insgesamt 279) und einigen Pflegeeinrichtungen (gegenwärtig neun) in Wien und in der Steiermark mit der Einführung von e-Befunden (Radiologie und Labor) sowie e-Entlassbrief. Seit Mai 2016 befindet sich ferner die e-Medikation im Bezirk Deutschlandsberg (Steiermark) im Probebetrieb (Bundesministerium für Gesundheit und Frauen, 2016b). Zum August startete ELGA auch am Landeskrankenhaus in Villach (Kärnten) (Jäger, 2016) und sollte darüber hinaus eigentlich auch noch auf Unfallkrankenhäuser und Rehabilitationszentren der Allgemeinen Unfallversicherung ausgeweitet werden – was bisher noch nicht geschehen ist (Bundesministerium für Gesundheit und Frauen, 2016b).

3.4.3 Status quo: Die ePA in der Versorgungspraxis

3.4.3.1 Funktionalität

An ELGA nimmt zunächst automatisch jeder teil, der in Österreich behandelt wird, eine österreichische Sozialversicherungsnummer besitzt, sich ins e-Government-Ergänzungsregister eintragen lässt und der Teilnahme an ELGA nicht aktiv widerspricht („Opt-Out-Möglichkeit") – ähnlich wird in Österreich auch im Rahmen der Organspende verfahren (Bundesministerium für Gesundheit und Frauen, 2016c). Die personengebundene e-card oder auch – patientenseitig – die sog. Bürgerkarte[9] bzw. eine Handysignatur dienen als elektronische Zugangsschlüssel zur Authentifizierung innerhalb von ELGA. Zugriff auf die hinterlegten Dokumente ab Patientenidentifikation haben nur berechtigte Personen. Für Ärzte gilt dabei bspw. ein Zeitraum von 28 Tagen und für Apotheker zwei Stunden (Suelmann, 2013). Von einem Zugriff auf ELGA-Daten sind prinzipiell u. a. (Chef-)Ärzte der staatlichen Sozialversicherungen, Behörden oder Betriebsärzte ausgeschlossen (ELGA GmbH, 2016b).

ELGA umfasst zwei Hauptbestandteile, die nachfolgender Abbildung 11 entnommen werden können:

---

9 Laut Zentrum für sichere Informationstechnologie – Austria (2016) ist die Bürgerkarte eine rechtsgültige elektronische Unterschrift im Internet, die der handgeschriebenen Unterschrift gleichgestellt ist. Sie dient als virtueller Ausweis, mit dem u. a. Dokumente oder Rechnungen digital unterschrieben werden können.

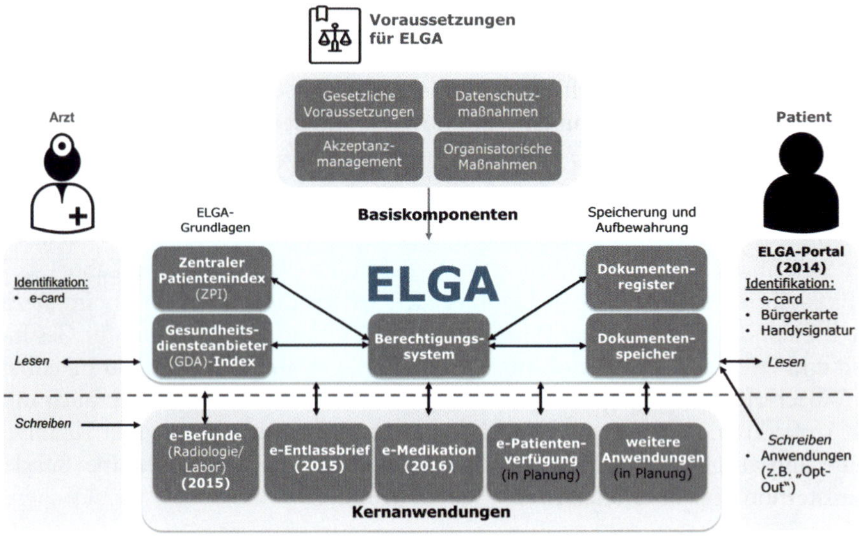

Case Studies

Abb. 11: Übersicht zu Voraussetzungen und Hauptbestandteile (Basiskomponenten und Kernanwendungen) von ELGA

Quelle: Eigene Darstellung adaptiert nach Arge ELGA (2007) und Bundesministerium für Gesundheit und Frauen (2016a); Icons übernommen von Freepik unter www.flaticon.com.

Der Zentrale Patientenindex (ZPI) enthält dabei Angaben wie Name, Geburtsdatum oder Adresse eines jeden ELGA-Teilnehmers. Diese Informationen sind notwendig, um Daten oder Dokumente im elektronischen System eindeutig dem jeweiligen Patienten zuordnen zu können oder dem Patienten einen elektronischen Zugriff auf die eigenen Gesundheitsdaten zu ermöglichen (Bundesministerium für Gesundheit und Frauen, 2016a).

Im Gesundheitsdiensteanbieter(GDA)-Index sind alle Personen und Einrichtungen des Gesundheitswesens (aktuell also einige öffentliche Krankenhäuser und Pflegeeinrichtungen) erfasst, die berechtigt sind, in Gesundheitsdaten von Patienten mittels ELGA Einsicht zu nehmen (Bundesministerium für Gesundheit und Frauen, 2016a).

Vom Berechtigungssystem gehen grundsätzlich alle Zugriffe auf die Gesundheitsdaten aus inklusive Prüfung, Zulassung oder Ablehnung. Es legt fest, in welchem Umfang und wie lange Gesundheitsdaten eingesehen werden können (Bundesministerium für Gesundheit und Frauen, 2016a). Ein Protokollierungssystem dokumentiert dabei alle Vorgänge im Rahmen von ELGA (Bereitstellung und Einsicht in Gesundheitsdaten, Änderungen von Zugriffsberechtigungen etc.). Jeder Zugriff wird automatisch gespeichert (Bundesministerium für Gesundheit und Frauen, 2016a; Suelmann, 2013). In Dokumentenregister und -speicher sind patientenbezogen die in den jeweiligen Einrichtungen für ELGA verfügbaren Dokumente – im Sinne eines Inhaltsverzeichnisses – aufgelistet (Hofmarcher und Quentin, 2013; Suelmann, 2013).

Gegenwärtig stellt ELGA e-Befunde (Labor und Radiologie) sowie e-Entlassbriefe zur Verfügung (Hofmarcher und Quentin, 2013). Die sog. e-Medikation liefert neben der Medikamentenanamnese auch einen umfassenden Überblick über alle ärztlich verordneten oder in einer Apotheke rezeptfrei abgegebenen, wechselwirkungsrelevanten Arzneimittel (OTC-Präparate) eines Patienten. All diese Informationen werden in einem persönlichen Arzneimittelkonto (sog. e-Medikationsliste) in einer zentralen Datenbank für ein Jahr gespeichert und sind nur den behandelnden Ärzten sowie den abgebenden Apothekern einsehbar (Herbek et al., 2012; Rinner et al., 2015).

ELGA bietet an sich keine Funktionen zur Generierung von Metadaten im Sinne der semantischen Interoperabilität, sondern stellt gegenwärtig nur komplette Befunde bereit. Will ein GDA komprimierte Daten, so muss dieser eine entsprechende Funktion über den jeweiligen Anbieter seines KIS bzw. PVS installieren lassen.

3.4.3.2 Technologie und Datenschutz

Das ELGA-Informationssystem basiert auf einer *Clinical Document Architecture* (CDA). Dies ist ein von *Health Level 7* (HL7) erarbeiteter Standard für elektronische Dokumente im Gesundheitswesen. CDA ist generisch und basiert auf dem XML-Format, was eine – theoretische – Strukturierung, Extraktion und Weiternutzung von Inhalten ermöglicht. So lassen sich z. B. Behandlungsdokumente automatisch in lokale IT-Systeme integrieren (Suelmann, 2013). In Wien und in der Steiermark wird dabei auf eine Software, welche auf der firmeneigenen E-Health Produktlinie sense® der Siemens-Tochtergesellschaft ITH icoserve (Innsbruck) aufbaut, zurückgegriffen (Siemens, 2016).

ELGA speichert die Gesundheitsdaten dezentral in 15 sog. HIE-Speichern (u. a. von Spitalverbünden oder Siemens bereitgestellt). ELGA stellt dementsprechend kein zentrales Archiv dar, sondern vielmehr ein Vernetzungssystem (Herbek et al., 2012). Lediglich die Daten zur e-Medikation werden zentral und verschlüsselt in Form eines Arzneimittelkontos in einer Datenbank beim Hauptverband der österreichischen Sozialversicherungsträger gespeichert und müssen spätestens nach einem Jahr gelöscht werden (ELGA GmbH, 2016b).

Das GTelG legt fest, dass die (dezentrale) Speicherung von ELGA-Daten auf dem Gebiet der EU stattfinden muss, damit Unionsrecht – insbesondere in Hinblick auf den Datenschutz – gilt. Eine Speicherung bei Cloud-Anbietern, deren Firmensitz außerhalb bzw. Infrastruktur sich außerhalb der EU befindet, ist damit untersagt. (Reimer, Artmann, Stroetmann, 2013).

3.4.3.3 Finanzierung und Organisation

Bund, Länder und Sozialversicherungen sind ELGA-Systempartner und finanzieren gemeinsam zu je einem Drittel die Errichtung einer zentralen Infrastruktur für ELGA. Im Zeitraum 2008 bis 2016 wurden von diesen – laut Vereinbarung gemäß Art. 15a B-VG – dafür 60 Mio. EUR bereitgestellt:

- 2008 bis 2013: 30 Mio. EUR für die erste Umsetzungsphase mit Konzeption, Umsetzung und Betrieb der Architekturkomponenten sowie
- 2014 bis 2016: weitere 30 Mio. EUR für Errichtung, Wartung, Betrieb und Weiterentwicklung von ELGA (Bundesministerium für Gesundheit und Frauen, 2016b; ELGA GmbH, 2016a).

Im Rahmen des künftigen Roll-Outs müssen weitere Investitionen getätigt werden. Die Implementierungskosten von ELGA-Komponenten bei den Leistungserbringern müssen hierbei von diesen selbst getragen werden, was insbesondere im ambulanten Bereich auf erheblichen Widerstand stößt. Gegenwärtig wird eine Art Anschubfinanzierung diskutiert – eine vom BMGF angebotene Pauschale von ca. 1.000 EUR wird von unterschiedlichen GDA gegenwärtig als zu niedrig abgelehnt.

Als positiver Nebeneffekt werden Kostenreduktionen durch den Einsatz von ELGA erwartet, aber nicht explizit erhoben und bewertet. ELGA wird als „Kostensteigerungsdämpfungsinstrument" angesehen.

3.4.3.4 Patientennutzen

Das ELGA-Portal (öffentliches Gesundheits- bzw. Patientenportal) kann über die Homepage **www.gesundheit.gv.at** mittels Handy-Signatur bzw. Bürgerkarte aufgerufen werden (Bundesministerium für Gesundheit und Frauen, 2016a).

Österreich

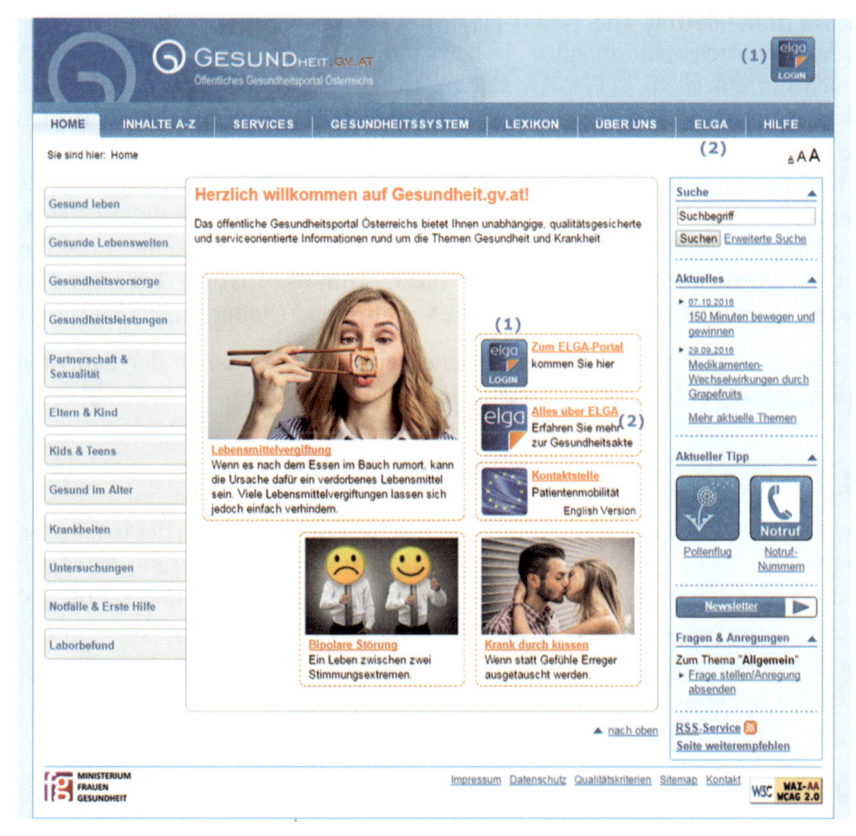

Abb. 12: Screenshot des öffentlichen Gesundheitsportals Österreich

(1) = ELGA-Log-In (2) = weitergehende Informationen zu ELGA

Quelle: https://www.gesundheit.gv.at/Portal.Node/ghp/public [abgerufen am 12.10.2016].

Dort hat der Patient – gemäß GTelG – die Möglichkeit, folgende (Teilnehmer-) Rechte wahrzunehmen:

- Auskunft über Gesundheitsdaten,
- Auskunft über Protokollierungsdaten,
- Ein- oder Ausblendung von Gesundheitsdaten,
- Löschung von Gesundheitsdaten,
- Verkürzung Zugriffsberechtigungen für GDA sowie
- GDA des besonderen Vertrauens Erleichterungen bei der Identifikation zu gewähren (Bundeskanzleramt, 2016).

Sobald ein GDA ELGA nutzt, kann der Patient über das ELGA-Portal seine eigenen, ab diesem Zeitpunkt erstellten e-Befunde und e-Entlassbriefe abrufe. Über das Protokollierungssystem kann er jederzeit Einsicht nehmen, welcher GDA welche Dokumente in der eigenen ePA angesehen bzw. abgespeichert hat (Bundesministerium für Gesundheit und Frauen, 2016b). Ein „Opt-Out" ist für den Patienten online via ELGA-Portal, telefonisch über eine Hotline oder postalisch über eine ELGA-Widerspruchsstelle möglich. Dabei kann entweder der kompletten ELGA oder auch nur einzelnen ELGA-Anwendungen widersprochen werden. Auch eine (Wieder-)Anmeldung ist über diese Stellen möglich. Außerdem haben Patienten das Recht, gespeicherte Daten löschen zu lassen[10] (Bundesministerium für Gesundheit und Frauen, 2016b). Für den Gesetzgeber erschien die „Opt-Out"-Variante insbesondere in Hinblick auf eine hohe (automatische) Teilnehmerrate mit gleichzeitig geringerem administrativen Aufwand als die sinnvollere Lösung. Für GDA besteht die Möglichkeit eines „Opt-Out" nicht – für diese ist die Teilnahme an ELGA nach vollständiger Implementierung verpflichtend (Reimer et al., 2013).

Gegenwärtig werden in ELGA keine Gesundheitsdaten von Seiten der Patienten eingepflegt, da diese *keine* Schreibrechte besitzen.

3.4.4 Evaluation

Dadurch, dass ELGA rein politisch motiviert ist, war und ist seitens der beteiligten Projektpartner keine (Gesamt-)Evaluation der Anwendung vorgesehen. Auch kann diese rein datentechnisch nicht durchgeführt werden, da der Status quo prä-ELGA nicht bekannt ist. Lediglich Erwartungen wurden seitens Systempartner an die Einführung von ELGA geknüpft, die der folgenden Tabelle 9 entnommen werden können.

Tab. 9: Erwarteter Nutzen der ELGA

Patientennutzen	Nutzen für GDA	Nutzen bezüglich Datenschutz
• Erhöhung Patientensicherheit • Verbesserung Behandlungsqualität • einfacher Zugriff auf eigene Befunde • Steigerung Gesundheitskompetenz • Vermeidung Mehrfachuntersuchungen • Vermeidung Doppelverschreibungen	• zeitnahe Verfügbarkeit relevanter Informationen (e-Befunde, e-Medikation) • Vermeidung (möglicher) Behandlungs- oder Betreuungsfehler • Organisationsübergreifender Informationsfluss • bessere Zusammenarbeit zwischen Akteuren • integrierte Prozesse bei Behandlung • „aus Schnittstellen werden Nahtstellen" • einheitliche und qualitätsgesicherte Standards	• Normierung IT-Sicherheit • Vorschreiben (hoher) Sicherheitsstandards • Patientenselbstbestimmung über Zugriffsrechte • Zugriffe nur über definiertes Berechtigungssystem • Dokumentation in Protokollierungssystem

Quelle: Eigene Darstellung adaptiert nach Bundesministerium für Gesundheit und Frauen (2016d)

---
10 Etwa 250.000 Österreicher haben bisher von der Möglichkeit eines „Opt-Out" Gebrauch gemacht.

Bezüglich der Akzeptanz unter den potenziellen ELGA-Teilnehmern ergab eine von der ELGA GmbH in Auftrag gegebene Repräsentativumfrage mit 1.070 Teilnehmern ein tendenziell positives Stimmungsbild bezüglich der Einführung von ELGA und ihrer Nutzung. So wurde ELGA mehrheitlich als Fortschritt, insbesondere im Hinblick auf Polymedikation, gesehen. 88 % der Befragten gaben an, *nicht* von der „Opt-Out"-Möglichkeit Gebrauch machen zu wollen. Eher kritisch zeigten sich die Teilnehmer bezüglich der Aufklärung über ELGA. 80 % der Befragten beklagten Wissenslücken ELGA betreffend und 95 % forderten mehr und bessere Sachinformationen (Oekonsult, 2014).

Eine Vorabauswertung zur Frage „Wie stehen Sie der Einführung der ELGA (Elektronische Patientenakte) gegenüber?" der FOCUS Solutions Unternehmensberatung (2014) an 70 von 360 befragten Führungspersönlichkeiten österreichischer Krankenhäuser ergab, dass 58 % dieser der Einführung von ELGA positiv, 10 % neutral und 32 % negativ gegenüberstanden.

3.4.5 Weitere Entwicklung

Ein weiteres, etappenweises Roll-Out von ELGA auf die Kliniken der anderen Bundesländer ist geplant (Bundesministerium für Gesundheit und Frauen, 2016b). So sollen bspw. bis Ende 2016 alle öffentlichen Krankenhäuser in Kärnten an ELGA angeschlossen werden (Jäger, 2016) und bis 2017 die Privatkliniken im Land (Herbek, 2014).

Im ambulanten Bereich ist ein Anschluss von Arzt- und Zahnarztpraxen sowie Apotheken bis zum Jahr 2022 in der Diskussion (Herbek, 2014), wobei gegenwärtig noch unklar ist, wie dieser ausgestaltet werden soll, da die gesetzlichen Grundlagen dafür noch fehlen. Gegebenenfalls kann dies mittels Verordnung seitens BMGF geschehen.

Darüber hinaus sind in Zukunft die e-Patientenverfügung, e-Vorsorgevollmachten sowie Einträge in Registern gemäß Medizinproduktegesetz (MPG) (bis 2017), wie bspw. Implantatregister, geplant (Herbek, 2014). Der Aufbau weiterer Dienste und Anwendungsmöglichkeiten (z. B. e-Impfpass oder e-Pathologiebefund) sowie einer zusammenfassenden Übersicht für Patienten (*patient summary*) ist grundsätzlich möglich und vom Gesetzgeber – nach entsprechenden Gesetzesänderungen – auch angedacht. Dem Gesundheitsminister steht prinzipiell das Recht zu, per Erlass zu bestimmen, welche (weiteren) Informationen über ELGA genau abrufbar sein sollen (Bundesministerium für Gesundheit und Frauen, 2016a; HealthTech Wire, 2016; Hofmarcher und Quentin, 2013). Weitere Anwendungen wie eine e-Überweisung stehen gegenwärtig nicht zur Diskussion.

3.4.6 Fazit

Mit der Implementierung der ELGA ist Österreich dem strukturähnlichen Nachbarland Deutschland um einiges voraus, nachdem bereits 2012 mit dem GTelG der rechtliche Rahmen für die Implementierung einer ePA geschaffen wurde. Inwiefern ELGA jedoch als einrichtungsübergreifende ePA im Sinne dieser Studie begriffen werden kann, sollte nach derzeitigem Kenntnisstand und kritischer Bewertung sämtlicher Informationen aus Recherche und Expertengesprächen in Frage gestellt werden. Nachdem ein Großteil der Einrichtungen des österreichischen Gesundheitssystems noch nicht integriert wurde und eine echte Versorgungssteuerung über Kommunikation und Koordination nicht stattfinden soll, kann in diesem System aktuell vielmehr lediglich ein HIE – als (Teil-)Funktion einer ePA – gesehen werden.

Wie durch die Recherche sowie die Experteninterviews ebenso deutlich wurde, gibt es in Österreich mehrere Hemmschuhe, die eine zügige und erfolgreiche Implementierung der ePA behindern und verlangsamen. Dazu zählen neben der föderalistischen Struktur des Landes auch die unterschiedlichen Zuständigkeiten einzelner Akteure im Gesundheitswesen. So hat in der Vergangenheit eine vergleichsweise starke Ärztekammer in Österreich gegen ein flächendeckendes und einrichtungsübergreifendes Roll-Out gearbeitet. Es ist zu erwähnen, dass eine gemeinsame Kommunikationsstrategie aller Hauptakteure frühzeitig zum Tragen kommen sollte, was in Österreich versäumt wurde. Es bedarf hierbei insbesondere einer umfassenden Kommunikation und Aufklärung sowohl der Bevölkerung als auch der Leistungsanbieter sowie spezielle Schulungen insbesondere für Ärzte, Pflege- und Praxispersonal, die in Österreich bisher als eher mangelhaft eingestuft werden dürften. Gerade GDA inhaltlich von der Idee einer ePA zu überzeugen ist unabdingbar für deren Mitwirken. Der unbedingte Wille aller beteiligten Akteure zum Voranbringen einer gemeinsamen Lösung einschließlich des Wunsches nach Vernetzung und Integration aller wichtigen Patienteninformationen kann nur von Vorteil sein. Die kritische Auseinandersetzung mit der tatsächlichen Nutzenfrage für GDA, aber auch mit dem Thema der Haftung, sollte kontinuierlich in einer Kommunikationsstrategie vertreten sein. Dadurch, dass die semantische Interoperabilität noch nicht gewährleistet werden kann und damit potenziell zu einem Informationsüberfluss für GDA führen kann, ergeben sich verständlicherweise Bedenken bezüglich des Arbeitsaufwandes und Haftungsfragen. Wurde medial zwar der „gläserne Patient" aus datenschutzrechtlicher Perspektive aufgearbeitet, bot der „gläserne Arzt" ebenso Stoff für Schlagzeilen in der Vergangenheit.

Neben einer umfassenden Kommunikation sind weitere Faktoren für die erfolgreiche Implementation einer ePA von Nöten. Dazu gehört neben einer soliden gesetzlichen Grundlage auch eine hohen datenschutzrechtlichen Bedenken entgegenkommende technische Ausgestaltung der Lösung. Dies wird in Österreich als ein Prozess und viel weniger als Projekt angesehen und spricht für die gewählte, sukzessive Herangehensweise bezüglich der Implementierung.

Es konnte ebenso gezeigt werden, dass eine zeitliche Planung bei der Einführung einer ePA schwierig ist – so hinkt Österreich bereits heute dem selbst gesteckten Zeitplan meilenweit hinterher.

Österreich ist für die deutsche Diskussion wichtig, weil ...

- es von den in den Case Studies vorgestellten Ländern die größten Übereinstimmungen mit Deutschland sowohl das Gesundheitssystem als auch die Mentalität der Bevölkerung betreffend aufweist.
- gezeigt werden konnte, wie unabdingbar eine klare Kommunikationsstrategie gegenüber Bürgern und Leistungsanbietern ist, um Ängste bezüglich Datenschutz und rechtliche Vorbehalte abzubauen.
- ersichtlich wurde, dass die Einführung einer nationalen ePA eine „große Vision" braucht und nicht lediglich das unstrukturierte Zusammentragen von Berichten darstellen sollte.
- es bei großen IT-Projekten wie der ePA-Einführung schwierig ist, mit exakten Zeitvorgaben zu arbeiten, da sich Rahmenbedingungen, Markt und Anforderungen jederzeit ändern können und Zeitpläne somit schnell ad absurdum geführt werden.

Nachdem die vier ausgewählten Länder untersucht wurden, folgen nun mit Apple und Google zwei Global Player aus dem Informationssektor. Wichtig erscheint die Betrachtung dieser insbesondere deshalb, weil geklärt werden soll, ob sog. „Marktsysteme" – also Systeme, die von *einem* Hersteller angeboten werden und theoretisch überall auf der Welt losgelöst von nationalen ePA-Strategien genutzt werden könnten – rein nationalen Lösungen überlegen sein bzw. diesen künftig den Rang ablaufen können. Denn es darf nicht außer Acht gelassen werden, dass letztlich das Nutzerverhalten – sei es nun patienten- oder leistungserbringerseitig – entscheidend für den Erfolg einer ePA ist.

3.5 Apple

Apple Inc. ist ein kalifornisches Hightechunternehmen, das Computer, Smartphones, Unterhaltungselektronik, Betriebssysteme sowie Anwendungssoftware entwickelt und vertreibt. Als sog. Global Player agiert das Unternehmen weit über die USA hinaus und ist dafür bekannt, dass in der Vergangenheit diverse Märkte mit disruptiven Innovationen vollständig verändert hat (z. B. mit iTunes die gesamte Musikindustrie).

3.5.1 Apple als Akteur im Gesundheitswesen

Insbesondere Produkte der jüngsten Vergangenheit, wie iPhone, iPad oder Apple Watch, besitzen großes Potential, die Medizin der Zukunft aktiv mitzugestalten – auch weil diese mittlerweile weltweit eine große Verbreitung aufweisen, bei

Nutzern eine hohe Akzeptanz genießen und viele Anbieter von gesundheitsbezogenen Anwendungen mittlerweile Apps exklusiv für diese Geräte und deren Betriebssystem iOS zur Verfügung stellen (Apple, 2015).

Da dem Gesundheitsmarkt in Zukunft große Wachstumschancen eingeräumt werden, erscheint es kaum verwunderlich, dass sich ein Technikgigant wie Apple, dem eigentlich insbesondere ein Fokus auf die Bereitstellung von Hardwarekomponenten nachgesagt wird, auch im wachsenden Markt der E-Health-Anwendungen positionieren möchte. Beschäftigt man sich nun mit der ePA, so wird klar, dass bei Apple die **Health**-App *den* Dreh- und Angelpunkt aller Bemühungen seitens des Unternehmens darstellt. Diese ist als offenes System gestaltet. Neben den Gesundheits-, Ernährungs- und Fitnessdaten, die mit den Geräten von Apple generiert und aufgezeichnet werden können (u. a. Atem- und Herzfrequenz, Blutdruck, zurückgelegte Laufstrecke), erlaubt es die Health-App den Nutzern darüber hinaus, dort selbst Daten einzugeben (u. a. Ernährungstagebuch oder Notfallpässe mit Informationen zu Blutgruppe oder Allergien). Auch können Daten aus Apps von externen Anbietern in die Health-App eingespeist werden. Beispiele für diese Apps sind u. a. die Arzneimittel-App *Epocrates* von athenahealth, Inc., das *MSD Manual – Professional Version* oder die *Haiku*- bzw. *Canto*-Apps von Epic Systems (Apple, 2015, 2016a).

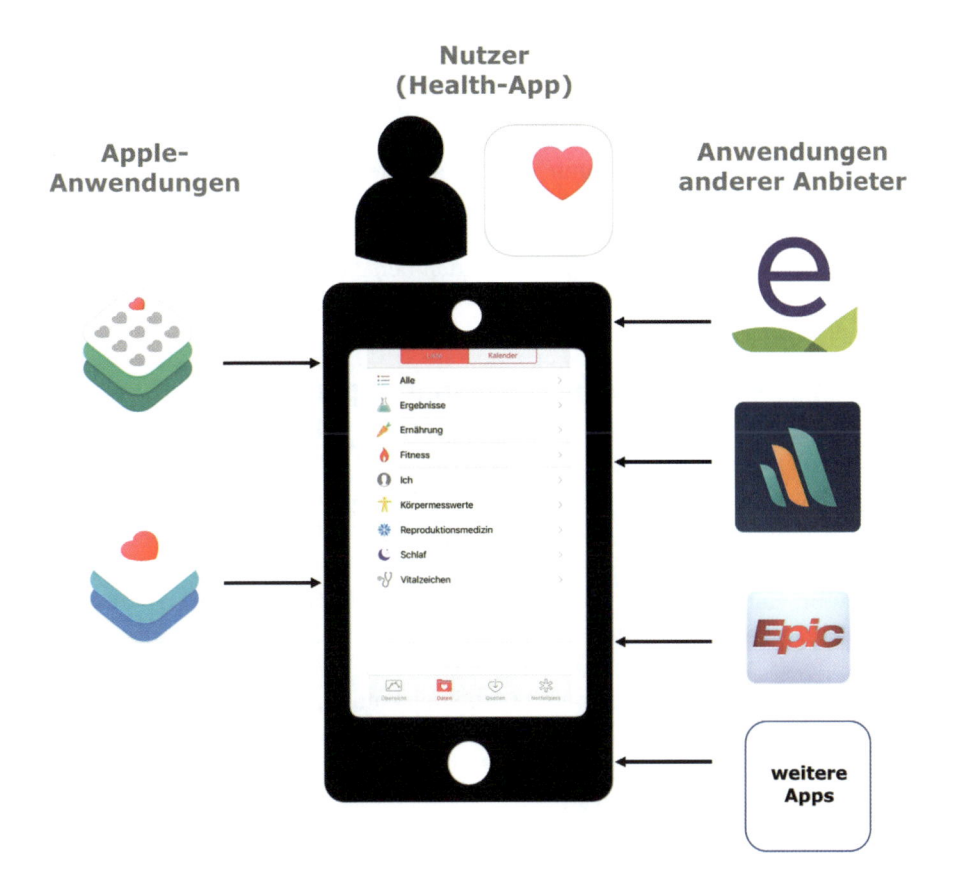

Abb. 13: Auswahl an Anwendungsmöglichkeiten der Health-App

Quelle: Icons übernommen aus dem App Store sowie von Apple (2016c).

Außerdem bietet das Unternehmen selbst u. a. folgende Tools an:

1. **ResearchKit**

Dies ist ein Open Source Software Framework zum Entwickeln von Apps (insbesondere für das firmeneigene iPhone und das zugehörige mobile Betriebssystem iOS), mit denen es einfacher ist, Teilnehmer für Studien zu registrieren und Studien durchzuführen. Der Hersteller verspricht durch die große Anzahl an iPhone-Nutzern weltweit, dass mehr Teilnehmer für Studien rekrutiert werden können. Dies ermöglicht ein kontinuierlicheres Sammeln von Daten und eine viel größere und vielfältigere Teilnehmergruppe als bisher. Sensoren am iPhone sollen dabei helfen, präzise Daten zu generieren. Das Unternehmen führt hier bspw. die mPower-App an – eine große, 2015 gestartete Parkinson-Studie mit über 10.000 Teilnehmern (Apple, 2015, 2016c).

2. **CareKit**

Auch das CareKit ist ein Open Source Software Framework um Apps zu entwickeln, die dem Anwender im Umgang mit seiner Krankheit helfen sollen. Es ist seit 2015 verfügbar. Gegenwärtig werden bereits Apps zur postoperativen Nachbehandlung oder zur Behandlung von chronischen Erkrankungen wie Diabetes mellitus bereitgestellt. Diese sollen helfen, den Patienten unabhängiger von Arztbesuchen zu machen, indem Symptome und Medikation regelmäßig festhalten werden. Eine Weiterleitung der Daten an den behandelnden Arzt soll das Ganze abrunden (Apple, 2016c).

3.5.2 Apple-Produkte in der Versorgungspraxis

Weltweit nutzen verschiedene Leistungsanbieter (u. a. die Mayo Clinic (Rochester, Minnesota) oder The Ottawa Hospital (Ottawa, Kanada)) Produkte von Apple zur Optimierung von Krankenhausaufenthalten oder zur Patientennachsorge. Nachfolgend sei beispielhaft das seit 2014 bestehende Joint Venture von Apple, Ochsner Health System (im Folgenden Ochsner genannt) sowie Epic Systems Corporation (im Folgenden Epic genannt) – dessen MyChart-App das meistgenutzte Patientenportal in den USA dargestellt – vorgestellt. Ziel dieses Joint Ventures ist es, Innovationen im Gesundheitswesen zu fördern und voranzutreiben. Dazu werden Hardware- und Technologiekomponenten sowohl von Apple als auch von Epic eingesetzt (Apple, 2015, 2016b; Ochsner Health System, 2014).

3.5.2.1 Funktionalität

Die Zusammenarbeit in diesem Joint Venture ermöglicht einen nahtlosen, transparenten und sicheren Austausch von Gesundheitsdaten sowie eine regelmäßige Kommunikation zwischen Patienten und medizinischem Personal – im Prinzip rund um die Uhr – sowohl innerhalb als auch außerhalb der Einrichtungen von Ochsner. Analog zu Apples *Genius Bar* wurde bei Ochsner eine sog. *O Bar* eingerichtet, die die Patienten mit Tablets für den stationären Aufenthalt sowie mit mobilen Anwendungen für zu Hause versorgt. Sie werden dort auch instruiert, wie sie die Geräte und Apps zu verwenden haben. Ferner können die Patienten hier rabattierte Produkte der Firma Withings wie Blutdruckmanschetten, Blutzuckermessgeräte oder Fitness-Tracker kaufen oder bei Fragen rund um den eigenen Gesundheitszustand Hilfe suchen und unterstützt werden (Dorfman, 2015).

a) innerhalb von Ochsner

Jeder Patient erhält bei einem Aufenthalt in einer Einrichtung von Ochsner ein iPad sowie ein Armband mit seiner individuellen Patienten-ID. Diese sog. Touch-ID ermöglicht einen sofortigen Zugriff auf die ePA. Dies geschieht mittels biometrischer Authentifizierung.

Das App-Paket von Epic bietet im Versorgungskonzept folgende Bestandteile:

- MyChart Bedside-App
  Mit der App verwaltet jeder Patient seinen Krankenhausaufenthalt. Er kann seine Laborberichte, Gesundheitswerte, durchzuführenden Verfahren, Testergebnisse, Lehrvideos zur Patientenaufklärung, Pflege- und Zeitpläne, Medikamenteninformationen sowie Bilder und Profile des Pflegeteams einsehen. Eine Kommunikation mit dem Krankenhauspersonal ist über diese Anwendung möglich (Apple, 2015, 2016b).
- Canto-App
  Diese App ermöglicht den Ärzten via iPad einen mobilen Zugriff auf die ePA und entsprechende Patienteninformationen (Anamnese, Vitalparameter, neueste Labor- und Testergebnisse) (Apple, 2016b).
- Haiku-App
  Diese App erlaubt den Ärzten einen Zugriff auf die ePA und die Erfassung neuer Patienten- und Behandlungsinformationen via iPhone. Die Anwendung wurde mittlerweile auch für die Apple Watch erweitert und schickt nun Mitteilungen an diese. So haben Ärzte sofortigen Zugriff auf die Daten eines Patienten, werden schnellstmöglich über wichtige Informationen und Ereignisse wie neue Laborergebnisse oder Notfälle in Kenntnis gesetzt und können somit schneller reagieren. Auch Neuzugänge von Patienten werden dem Arzt auf diese Weise kommuniziert (Apple, 2016b).
- Rover-App
  Mit Hilfe dieser App können Pflegekräfte die Abgabe der Krankenhausmedikamente über das iPhone managen. Dies geschieht über das Scannen der Barcodes auf dem Patientenarmband und der Arzneimittelverpackung. So kann das richtige Medikament stets an den richtigen Patienten in der richtigen Dosis abgegeben werden (Apple, 2016b).

b) außerhalb von Ochsner

Insbesondere Patienten von Ochsner mit chronischen Erkrankungen bleiben über speziell angebotene Programme via iPhone und Apple Watch – unterstützt durch die Health-App von Apple – mit dem Krankenhauspersonal von Ochsner in Verbindung. Dies gewährleistet eine Überwachung des Patienten auch zwischen zwei Kontrollterminen. Ein Beispiel für ein solches Programm ist das Hypertonie-Gesundheitsprogramm (*Hypertension Digital Medicine Program*) von Ochsner (Apple, 2015, 2016b; Ochsner Health System, 2016).

Case Studies

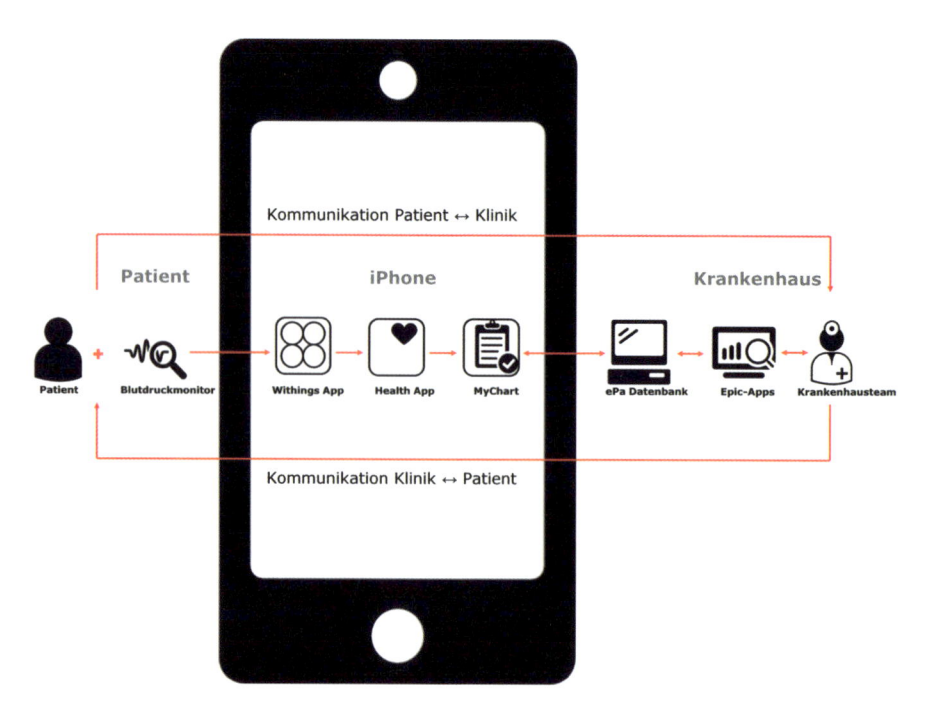

Abb. 14: Datenfluss und Ablauf des Hypertonie-Gesundheitsprogramms von Ochsner

Quelle: Eigene Abbildung, adaptiert nach Apple (2016b); Icons übernommen von Freepik unter www.flaticon.com.

Voraussetzung zur Nutzung dieser unterschiedlichen E-Health-Anwendungen innerhalb bzw. außerhalb von Ochsner stellt eine unterschriebene Einverständniserklärung seitens des Patienten dar (Apple, 2015).

3.5.2.2 Patientennutzen

Stationär bei Ochsner aufgenommene Patienten können via MyChart Bedside-App aktiv zu Anamneseerhebung und zur Dokumentation des Gesundheitszustandes beitragen und bspw. Einträge zu Salzkonsum, Medikamenteneinnahme, sozialer Situation, körperlicher Aktivität, BMI oder Schlafgewohnheiten vornehmen (Dorfman, 2015).

Die Patienten, die am Hypertonie-Gesundheitsprogramm teilnehmen, können ihren Gesundheitszustand selbst aktiv verfolgen und über das drahtlose Bluetooth-Blutdruckgerät der Firma Withings eigenständig den Blutdruck/Puls von zu Hause aus messen. Die Withings „Health Mate"-App erfasst die Messwerte und stellt diese in der Health-App auf dem iPhone des Patienten bereit. Der Patient kann dann selbst entscheiden, ob er seine Daten über die MyChart-App von Epic direkt an seine ePA bei Ochsner übermitteln möchte. Nach dem Versenden werden in der App selbst keine Daten mehr gespeichert. So definierte Schwellenwert eines Patienten unterschritten werden, wird ein Alarm ausgelöst und Patient sowie Krankenhauspersonal werden informiert und kontaktiert – eine unverzügliche Behandlung kann sich anschließen. Über die Apple Watch können chronisch kranke Patienten Erinnerungsmitteilungen erhalten, wann sie ihre Medikamente einzunehmen haben. Die MyChart-App ermöglicht dem Patienten ferner die Einsicht in seine ePA (Apple, 2015, 2016b; Ochsner Health System, 2016). All diese Faktoren können dabei helfen, das Patientenempowerment zu steigern.

3.5.2.3 Evaluation

Erfahrungen aus der Zusammenarbeit von Apple, Ochsner und Epic zeigen nach deren Aussagen, dass durch den Einsatz innovativer Technologien und E-Health-Anwendungen

- chronische Erkrankungen zu geringeren Kosten effizienter behandelt werden können,
- chronisch Kranke seltener wieder im Krankenhaus aufgenommen werden müssen,
- die Zahl der direkten Arztkontakte reduziert werden kann,
- die Hypertoniekontrollrate bei Ochsner nach 90 Tagen auf 86 % gesteigert werden konnte – gegenüber dem US-Durchschnitt von 52 %,
- ein positiver Einfluss auf die Adhärenz der Patienten genommen werden kann (aktivere Rolle im Gesundheitsprozess, Treffen besserer und fundierterer Entscheidungen),
- Aufgaben von Ärzten an das Klinikpersonal im Sinne einer Ressourcenschonung delegiert werden können (Apple, 2016b).

Eine Studie an der Charité – Universitätsmedizin Berlin, bei der während der Patientenvisite auf einer neurologischen Station (mini) iPads mit Zugang zur ePA genutzt wurden, zeigte, dass die Nutzung des Apple-Produkts einen positiven Einfluss auf den Arbeitsablauf haben kann. So verkürzte sich zwar nicht die Zeit der Visite an sich. Dennoch konnten die Vor- und Nachbereitungszeiten der jeweiligen Visiten signifikant verkürzt werden, da die Handhabung der medizinischen und Patientendaten durch die E-Health-Komponente deutlich erleichtert wurde (Fleischmann et al., 2015).

3.5.3 Fazit

Daten des Instituts IMS Health (2015) zeigen, dass die Zahl der Apps mit Gesundheitsbezug – von der Fitness- über die Ernährungs-App bis hin zur ePA – zum Jahr 2015 auf über 165.000 angestiegen ist – und es werden täglich mehr. Die Kooperation mit etablierten Playern im Gesundheitswesen, wie das Beispiel

Ochsner gezeigt hat, versetzt Apple in die komfortable Lage, sich neben den traditionellen Personenkreisen, die Apple-Produkte eh schon nutzen, weitere (neu) zu erschließen. Eigene Produkte werden geschickt an gewachsene Strukturen und Know-how angekoppelt. Mit dem Apple Store verfügt Apple über eine mächtige Plattform, über die Applikationen leicht für Leistungserbringer und Patienten zugänglich sind. In Kombination mit den weit verbreiteten Endgeräten wie iPad und iPhone hat Apple eine starke Ausgangsposition um sich als feste Größe im Gesundheitswesen zu etablieren. Das fortgeschrittene Wissen in verschiedenen ePA-(Teil-)Funktionen, das Apple über seine Health-App bereits heute generiert hat und das künftig sicherlich forciert weiterentwickelt wird, kann auch für eine nationale, anwenderzentrierte Implementierung der ePA von Nutzen sein. Die Frage ist, ob es in Zukunft gewollt ist, keine eigenständigen nationalen Lösungen mehr zu kreieren, sondern bei der Implementierung einer ePA Firmen wie Apple, die primär *nicht* dem Gesundheitswesen entstammen und mitunter eigene Dateninteressen verfolgen, miteinzubinden. Letztlich treffen aber auf Apple auch keine anderen Sonderregeln bspw. in puncto Datenschutz zu. Wie es bereits heute anderen Anbietern von ePA-Systemen frei steht, sich am Markt zu bewähren, sollte man dem kalifornischen Unternehmen ebenso diese Möglichkeiten ohne größere Vorbehalte einräumen.

Apple ist für die deutsche Diskussion wichtig, weil …
- es aufzuzeigen hilft, wie weit die potentiellen (Anwendungs-)Möglichkeiten von ePA-Anwendungen bereits heute sind.
- ein privatwirtschaftliches, am Markt der Endgeräte gut positioniertes Unternehmen hier eine Vision der patientenorientierten Nutzung seiner bereitgestellten Hardware- und Softwarekomponenten liefert.
- ersichtlich wird, wie zweischneidig Datenschutzdiskussionen ausfallen können: während Firmen wie IBM oder Epic Systems bei der Entwicklung und Implementierung ihrer Systeme quasi ein „Freifahrtschein" erteilt wird, leiden Unternehmen wie Apple unter dem Generalverdacht des Datenmissbrauchs.
- hier verdeutlicht wird, wie man Patienten und Nutzer durch einfache Anwendungen auf ihren bereits vorhandenen Endgeräten im Empowerment unterstützen kann.

3.6 Google

Google Inc.[11] (im Folgenden lediglich Google genannt) ist ein kalifornischer Internetdienstleistungskonzern, der insbesondere durch die gleichnamige und weltweit meistgenutzte Suchmaschine *Google* sowie den E-Mail-Dienst *Gmail* überdurchschnittliche Bekanntheit genießt. Anders als Apple ist Google weniger im Hardwaregeschäft tätig, sondern agiert insbesondere im Software- bzw. Anwendungsbereich (Google, 2016b).

---
11 Seit dem 2. Oktober 2015 firmiert Google Inc. unter Alphabeth Inc. (Alphabeth, 2015).

3.6.1 Google als Akteur im Gesundheitswesen

Erste Gehversuche im Bereich Gesundheit machte Google ab 2008 mit seiner Plattform **Google Health**, auf der eine ePA durch die Anwender an- und abgelegt werden konnte (Mora, 2012).

Dieser Schritt ins Gesundheitswesen erscheint zunächst auch durchaus logisch und nachvollziehbar, weil Menschen mittlerweile quasi einen Großteil ihres Lebens online gestalten und bspw. Gmail dabei als Organisationsplattform nutzen. Warum sollte es dann nicht auch in deren Interesse liegen, auf einer ähnlichen Anwendung, nämlich Google Health, ihre Gesundheit zu organisieren und im Überblick zu behalten.

3.6.2 Google-Produkte in der Versorgungspraxis

Die einzigen Voraussetzungen für Anwender zur Nutzung von Google Health waren das Vorhandensein einer Internetverbindung sowie eines Gmail-Accounts (Karamanlis et al., 2012). Wollte ein Patienten einem Arzt Zugriff auf seine persönliche ePA gewähren, musste er diesem via Gmail eine E-Mail mit einer Einladung zu seinem Google Health-Account schicken (analog zu bspw. Google Docs) (Gangopadhyay, 2012).

Ein erstes Pilotprojekt zu Google Health wurde im Jahr 2008 zwischen Google und der Cleveland Clinic (Ohio) gelauncht und sollte zunächst 1.500 bis 10.000 Patienten einschließen (Finkelstein, 2009; Steinbrook, 2008). Ein zweiter Pilot fand im Beth Israel Deaconess Medical Center (Boston) statt (Harris, 2008). Mit Blue Cross Blue Shield (Massachusetts) konnte Google ebenso eine Partnerschaft eingehen (Talbot, 2011).

Angeschlossen an diese Pilotprojekte waren auch einige Apothekenketten (u. a. Walgreens, Medco, Longs Drug oder RxAmerica), Labore (u. a. Quest Diagnostics) sowie andere Gesundheitsdienstleister (u. a. MinuteClinic bzw. CVS Health) (Harris, 2008; Mora, 2012).

3.6.2.1 Funktionalität

In den oben aufgeführten Pilotprojekten sollte die Plattform Google Health, die die medizinischen Informationen und Daten auf zentralen Servern des Unternehmens speicherte, u. a. auf folgende Fähigkeiten hin untersucht werden (Finkelstein, 2009; Haas et al., 2011; Steinbrook, 2008; Talbot, 2011):

- Eingeben bzw. Hochladen von Gesundheitsinformationen und Abrechnungsdaten,
- Austausch von Daten mit dem MyChart-System von Epic, welches in der Cleveland Clinic genutzt wurde,

- Terminvereinbarungen mit Ärzten außerhalb der Cleveland Clinic sowie
- Online-Nachbestellungen von Medikamenten.

Neben dem allgemeinen Gesundheitszustand waren bei Google Health auch Angaben zu Allergien, Laborergebnissen, Immunisierungen, Krankenhausentlassungen oder zur aktuellen Medikation (Rezepte einschließlich Hinweisen zu möglichen Unverträglichkeiten oder Risiken) hinterlegt. Darüber hinaus gab es die Möglichkeit, alle verschriebenen Arzneimittel der letzten Jahre von einigen der beteiligten Apothekenketten anzufordern und abzulegen. Google Health führte auch Interaktionschecks zu den eingenommenen Medikamenten durch (Harris, 2008; Karamanlis et al., 2012; Lohr, 2008; Pasternack, 2010; Sunyaev et al., 2010) (vgl. dazu folgende Abb. 15).

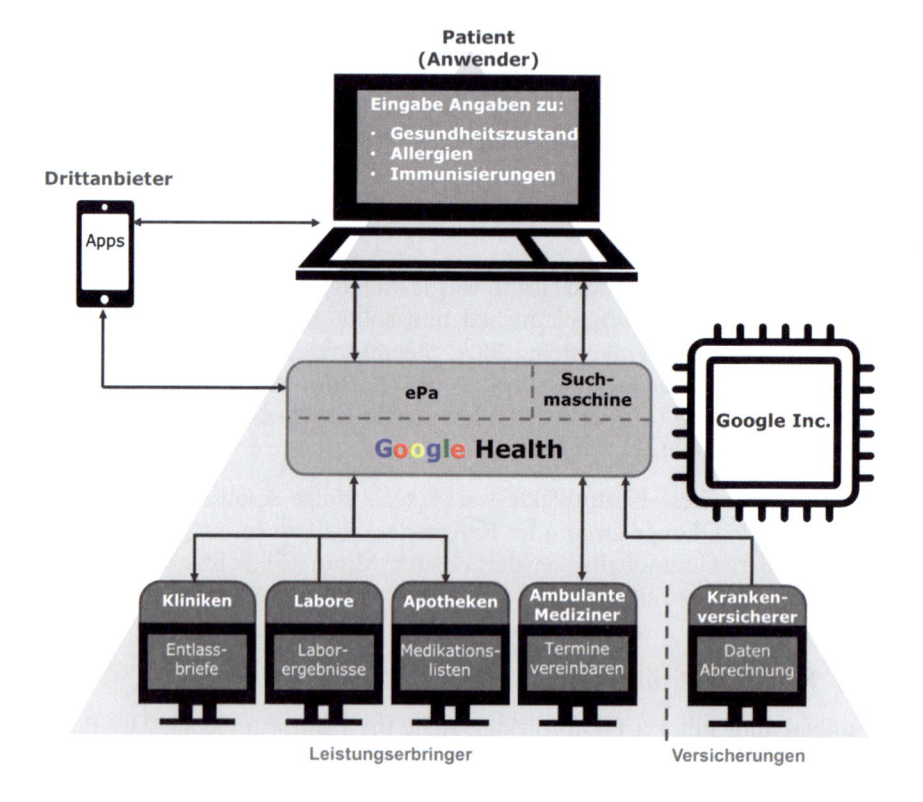

Abb. 15: Datenflüsse zwischen einzelnen Akteuren sowie Auszug von Funktionen bei Google Health

Quelle: Eigene Abbildung. Icons übernommen von Freepik unter www.flaticon.com.

Für (mögliche) Notfälle oder Arztbesuche konnte dieses Gesundheitsprofil dann zur Verfügung gestellt werden. Ferner bot die Anwendung die Möglichkeit einer

Spezialsuchmaschine zu Gesundheitsthemen (u. a. medizinische Bibliotheken oder eine spezielle Arzt- bzw. Krankenhaussuche im Zusammenspiel mit Google Maps) (Krüger-Brand, 2008), Werkzeuge zur Terminplanung (Sunyaev et al., 2010) oder zu Zweitmeinungsverfahren (Pasternack, 2010), die (automatische) Eingabe von Informationen von Anwendungen von Drittanbietern (sog. Wellness-Tools wie Fitness-Apps) (Sunyaev et al., 2010) sowie das Teilen von Inhalten mit behandelnden Ärzten und anderen Google Health-Accounts (Karamanlis et al., 2012) an.

3.6.2.2 Patientennutzen

Der Anwender hatte die Möglichkeit, in Google Health *selbst* Gesundheitsdaten einzugeben und zu verwalten. Dazu zählten u. a. Geschlecht, Alter, Größe oder Gewicht. Google bot auch den automatischen Import von Daten an, wenn sich ein Benutzer bei den entsprechenden Leistungserbringern (u. a. Apotheken, Labore oder Krankenhäuser) aber auch Versicherern dafür registriert hatte.

Es stand ihm somit frei, selbst darüber zu entscheiden, welche Daten (und in welcher Qualität) er in seine ePA einpflegen wollte. Im sog. Patientenprofil hatte der Anwender von Google Health somit stets seine eigenhändig erfassten oder von Leistungserbringern bereitgestellten Daten und Informationen im Überblick (vgl. Abb. 16)(Mora, 2012).

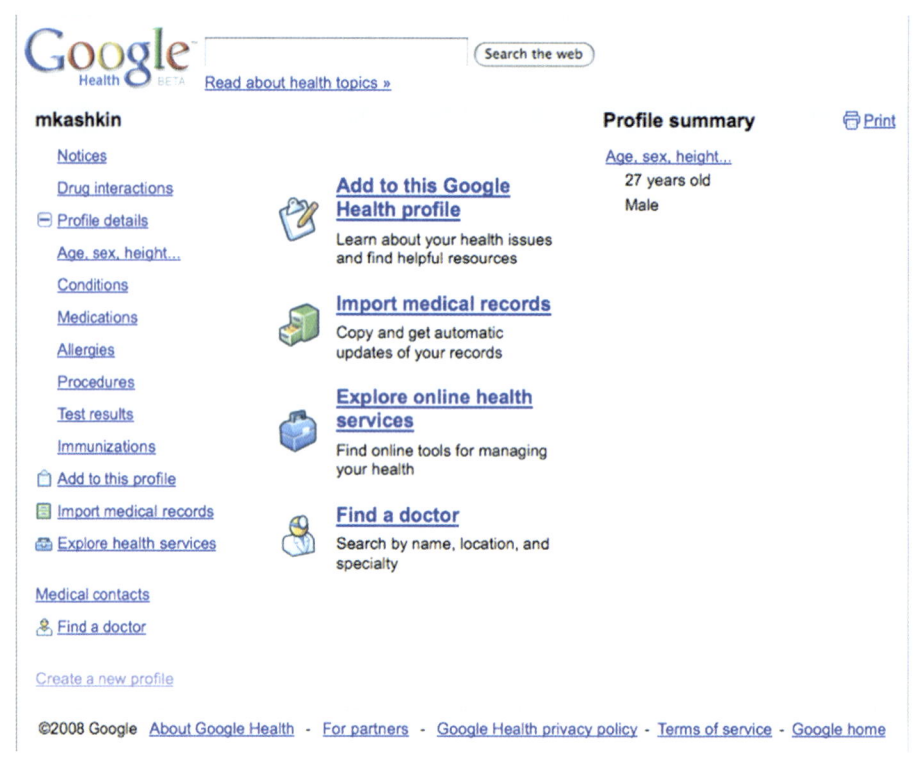

Abb. 16: Screenshot von Google Health

Quelle: http://www.deutsche-gesundheits-nachrichten.de/2015/03/23/google-investiert-milliarden-in-gesundheits-projekte [abgerufen am 12.10.2016].

Die Cloud-Lösung von Google Health versprach den Patienten die eigenen Gesundheitsdaten auf unterschiedlichste Akteure des Gesundheitswesens übertragbar und somit leichter zugänglich zu machen. Dabei konnte der einzelne Benutzer eigenständig bestimmen und steuern, welche Informationen er via Google Health mit Ärzten, Kliniken, Apotheken oder teilen wollte. Dies hätte einen wesentlichen Beitrag zur Herstellung von Interoperabilität zwischen den einzelnen US-Leistungsanbietern darstellen können (Robert Woods Johnson Foundation, 2009).

3.6.2.3 Evaluation

Google Health wurde bereits zum 1. Januar 2012 (Download der persönlichen Daten war bis zum 1. Januar 2013 möglich) – nur vier Jahre nach dem Start – insbesondere aufgrund von Akzeptanzproblemen endgültig wieder eingestellt (Google, 2011; Spil und Klein, 2014). Mora (2012) sieht dieses Scheitern insbesondere in der Marketingstrategie zu Google Health begründet: so wählte der

Konzern als Zielgruppe seiner ePA in erster Linie nur Patienten und einige wenige (große) Anbieter von Gesundheitsdienstleistungen aus und vernachlässigte dabei aber die vielen (privaten) Haus- und Fachärzte sowie kleinere Gesundheitsdienstleister. Weitere Probleme stellten für Google sicherlich auch das diffuse und zerklüftete US-Gesundheitssystem sowie Schwierigkeiten, weitere Partner für Projekte zu gewinnen, dar. Auch wurden immer wieder datenschutzrechtliche Bedenken für das Scheitern von Google Health ins Feld geführt (Harris, 2008; Krüger-Brand, 2008; Liu, Shih, G.R., 2011; Talbot, 2011).

Evaluationsergebnisse zu den o. g. Pilotprojekten wurden von Seiten der beteiligten Akteure nie veröffentlicht. So wurde auch nie die Frage geklärt, welche Personenkreise Google Health aus welchem Grund und wie verwendet hatten oder wie viele Personen letzten Endes Google Health tatsächlich nutzten. Dies wäre insbesondere aber für ein zukünftiges Vorgehen in Richtung einer patientenseitig, relativ autonom geführten ePA von äußerstem Interesse gewesen.

3.6.3 Fazit

Wie das Beispiel des Scheiterns von Google Health aufzeigt, reicht die alleinige Verfügbarkeit einer ePA, die es erlaubt, Daten zu speichern, nicht aus, um bei den Verbrauchern eine weit verbreitete Annahme zu erfahren. Trotz starker Partner (z. B. Cleveland Clinic mit über sechs Mio. Patientenkontakten pro Jahr (Cleveland Clinic, 2016) oder dem Versicherer Blue Cross Blue Shield mit ca. 3 Mio. Versicherten (Massachusetts Health Connector, 2016)) ist Google Health gescheitert. Im Unterschied zur Health-App von Apple legte Google mit seiner Anwendung den Fokus weniger auf die Unterstützung von Leistungserbringern, sondern stellte eher eine patientenseitig getriebene ePA-Lösung zur Verfügung. Das Misslingen mag demnach auch ein Indiz dafür sein, dass das Management nicht alleine dem Patienten überlassen werden sollte. Vielmehr sollte eine ePA sowohl ärzte- als auch patientenseitige Funktionen umfassen. Obwohl Google Health fehlgeschlagen ist, sollte man die Vorteile einer Online-ePA bzw. eines Patientenportals nicht außer Acht lassen. Diese bieten potentiellen Nutzern bspw. einen recht niedrigschwelligen Zugang.

Andererseits scheint es Nutzer (heute noch) eher abzuschrecken, wenn sie ihre persönliche Krankheitsgeschichte einem privaten Internetkonzern überlassen sollen. Hier scheint in der Wahrnehmung der Nutzer eine klare Trennung zwischen Fitness- und Wellnessdaten, die über Wearables gemessen und bereitwillig geteilt werden, und medizinischen Versorgungsdaten zu bestehen. Auch die Tatsache, dass die Finanzierung der Plattform in der gesamten Zeit ihres Bestehens stets Google oblag und diese kosten- und werbefrei durch die Firma für die Nutzer angeboten wurde, erschien vielen fragwürdig. Wie sollte diese Art Dienstleistung profitabel für ein Unternehmen wie Google werden (Robert Woods Johnson Foundation, 2009)?

Vielleicht war Google mit seinem Produkt damit einfach der Zeit um einiges voraus und konnte somit nicht die erhofften Nutzerschichten erschließen.

Mit dem Ende von Google Health hat sich Google jedoch nicht aus dem Gesundheitsmarkt verabschiedet. Analog zur Health-App von Apple bietet das Unternehmen seit einiger Zeit mit der Anwendung **Google Fit** ein Äquivalent zum Konkurrenzprodukt. Im Vergleich zu Google Health jedoch verzichtet diese App auf den Ansatz, *echte medizinische* Daten zu nutzen und will sich stattdessen auf Sport und Ernährung konzentrieren. Daten von Wellness-Apps – auch anderer Anbieter – können mit Google Fit synchronisiert werden (Google, 2016a).

Google ist für die deutsche Diskussion wichtig, weil …

- hier ein Beispiel vorliegt, bei dem gemutmaßt werden kann, dass sinnvolle und durchaus nutzenstiftende Innovationen durchaus den richtigen Zeitpunkt benötigen und Google Health aller Voraussicht nach seiner Zeit zu weit voraus war.
- Innovationen, insbesondere im Gesundheitswesen, einen langen Atem brauchen und Alleingänge zum Scheitern verurteilt sind.
- es vor Augen führt, wie essentiell sowohl eine patienten- als auch leistungserbringerseitige Teilnahmebereitschaft für den Erfolg einer ePA sind.

4 European Scorecard zum Stand der Implementierung der elektronischen Patientenakte auf nationaler Ebene

Die Entwicklung einer European Scorecard erscheint insbesondere deshalb sinnvoll, um nach den in den vorangegangenen Kapiteln gewonnenen Erkenntnissen die ePA betreffend den Stand der Umsetzung in Deutschland in einem europäischen Maßstab einzurahmen und mit ausgewählten Ländern abzugleichen. Dies geschieht im Sinne eines intuitiv verständlichen Ampelschemas: rot (wenig fortgeschritten), gelb (mäßig fortgeschritten) sowie grün (weit fortgeschritten). Für die Entwicklung der Scorecard war es zentral, relevante Indikatoren ausfindig zu machen, die die Komplexität der ePA-Implementierung angemessen widerspiegeln. Gleichzeitig zeigte sich im Zuge der Definition relevanter Parameter auch, dass in diesem relativ neuen – und datenarmen – Feld eine pragmatische Herangehensweise verfolgt werden muss. Das bedeutet, dass zunächst systematisch einschlägige Literatur und etablierte Datenbanken nach bereits erhobenen und verwertbaren Parametern durchsucht wurden. Dabei wurde versucht, so aktuelle Daten wie möglich zu erhalten. Im Zuge der Recherche stellte sich jedoch heraus, dass die Zahl an Indikatoren, die systematisch erhoben werden und für eine größere Bandbreite an Ländern verfügbar sind, sehr überschaubar ist. Als für die Scorecard relevant haben sich die folgenden Quellen erwiesen, da diese die Aspekte der ePA-Implementierung und -Nutzung für ausreichend viele Länder betrachtet haben und die Daten dort relativ aktuell waren:

- Eurostat, (2016b, 2016c),
- Health Consumer Powerhouse, (2015),
- Europäische Kommission, (2014b, 2014c) sowie
- OECD, (2013b).

4.1 Teilkategorien, Indikatoren und Scoring der European Scorecard

In den oben aufgeführten Quellen konnten 24 Indikatoren ausfindig gemacht werden, die eine Beurteilung der Fortschrittlichkeit des Standes der jeweiligen nationalen ePA erlauben. Diese Indikatoren wurden insgesamt vier Teilkategorien A) Infrastrukturelle Voraussetzungen, B) Politische und rechtliche Rahmenbedingungen, C) Nutzung und Implementierung der ePA sowie D) Inhalte und Funktionen der ePA zugeordnet.

Die jeweiligen Indikatoren, die diesen Teilkategorien zugrunde liegen, sind in Tab. 10 aufgeführt. Innerhalb der einzelnen Indikatoren der Subkategorien wurden den Ländern zwischen 1 und 3 Punkten zugeteilt, wobei 1 für geringen Fortschritt im Bereich der ePA steht und 3 die höchste Punktzahl – und somit auch den größten Fortschritt – darstellt. 2 Punkte wurden sowohl für mäßigen Fortschritt als auch für Länder, für die keinerlei Informationen zu dem jeweiligen

Indikator vorlagen, vergeben. Somit wurden diese Länder nicht dafür bestraft, dass keine Informationen vorlagen bzw. in den ausgewählten Quellen vorhanden waren (wenn ihnen 0 oder nur 1 Punkt zugeordnet worden wären). Während bei einigen Indikatoren die Punktevergabe dem Schema 1 (nein), 2 (k.A.) oder 3 (ja) folgte, wurde insbesondere bei intervallskalierten Indikatoren eine relative Punktevergabe definiert, welche sich an den in den Daten beobachteten Verteilungen orientierte. Die detaillierte Punktezuteilung ist ebenfalls Tabelle 10 zu entnehmen.

Tab. 10: Teilkategorien A bis D mit den zugehörigen Indikatoren und dem angewendeten Scoring

Teilkategorie	Indikator	Scoring		
		1	2	3
A) Infrastrukturelle Voraussetzungen	Verfügbarkeit von Breitband-Internet	0-85 %	86-95 %; k.A.	96-100 %
	Frequenz der Internetnutzung pro Woche	0-80 %	81-90 %; k.A.	91-100 %
	Personen, die das Internet zur Beschaffung von gesundheitsrelevanten Informationen nutzen	0-40 %	41-60 %; k.A.	61-100 %
B) Politische und rechtliche Rahmenbedingungen	Nationale Pläne oder Strategien zu ePA	nein	k.A.	ja
	Rechtliche Verankerung der ePA	nein	ja (unspezifisch); k.A.	ja (spezifisch)
	Vorschriften bezüglich der Patienteneinwilligung	nein	ja (ohne weitere Angabe); k.A.	ja (opt-in oder opt-out)
	ePA nur auf Gesundheitsdaten beschränkt	k.A.	ja	nein
	Rechtliche Verpflichtung der Leistungserbringer, die ePA zu nutzen und upzudaten	nein	k.A.	ja
	Volle Zugriffsrechte der Patienten auf ihre persönliche ePA	nein	k.A.	ja
	Definierte Standards zur Interoperabilität	nein	k.A.	ja

Teilkategorie	Indikator	Scoring		
		1	2	3
C) Nutzung und Implementierung	Verwendung einer ePA bei Hausärzten	0-50 %	51-90 %; k.A.	91-100 %
	Verwendung einer ePA bei Fachärzten	0-50 %	51-90 %; k.A.	91-100 %
	Verwendung einer ePA in Krankenhäusern	0-50 %	51-90 %; k.A.	91-100 %
	Vorschriften zu Qualitätsprüfungen der ePA	nein	ja (teilweise); k.A.	ja
	Sekundärnutzung ePA-Daten vorgesehen	nein	k.A.	ja
D) Inhalte und Funktionen	Online Terminbuchung	nein/selten	teilweise verbreitet; k.A.	weitverbreitet
	e-Rezept	nein/selten	teilweise verbreitet; k.A.	weitverbreitet
	Zugang des Patienten zur eigenen ePA	nein/selten	teilweise verbreitet; k.A.	weitverbreitet
	Spezifische Vorschriften für den Inhalt ePA	nein	k.A.	ja
	Demografische Angaben	nein	ja (teilweise); k.A.	ja
	Sozioökonomische Angaben	nein	ja (teilweise); k.A.	ja
	e-Medikationsplan	nein	k.A.	ja
	Angaben zu klinisch relevanten Erkrankungen	nein	k.A.	ja
	Angaben zu durchgeführten Prozeduren	nein	k.A.	ja

Quelle: Eigene Darstellung.

4.2 Länder und Bewertung

Die Auswahl der 20 Länder, die in die Scorecard aufgenommen wurden, ergibt sich aus der (relativen) Vollständigkeit an verfügbaren Indikatoren und kann Abb. 17 entnommen werden. Diese Länder werden in der European Scorecard mit Blick auf die Implementierung und Nutzung der ePA im Sinne des oben beschriebenen Ampelsystems bewertet. Dabei ist diese Bewertung nur relativ zu verstehen. Die Länder werden im Vergleich zueinander – und nicht im Vergleich zu einem anvisierten Optimum – bewertet.

Durch die Addition aller Indikatoren innerhalb der jeweiligen Teilkategorien der Scorecard ergeben sich Zwischensummen für diese. Diese Zwischensummen

European Scorecard zum Stand der Implementierung

wurden anschließend addiert. So erhält man zunächst folgende, ungewichtete Gruppierung der betrachteten Länder (Abb. 17):

Grüne Gruppe		Gelbe Gruppe		Rote Gruppe	
Finnland	60	Österreich	57	Litauen	50
Schweden	60	Portugal	57	Frankreich	49
Dänemark	59	Spanien	57	Italien	49
Estland	59	Belgien	53	Polen	46
Slowakei	59	**Deutschland**	51	Slowenien	46
		Niederlande	51	Tschechische Republik	42
		Schweiz	51	Irland	38
		Vereinigtes Königreich	51		

Abb. 17: Zwischensummen: Ungewichtete Gruppierung der Länder
Quelle: Eigene Darstellung.

Da jedoch insbesondere die Teilkategorie D unseres Erachtens nach die höchste Fortschrittlichkeit bei der ePA suggeriert, wurde diese für die Gruppierung der Länder doppelt gewichtet – also mit dem Faktor 2 multipliziert. Die folgende Abbildung 18 zeigt die Punkte der Länder in den jeweiligen Teilkategorien sowie die Gesamtpunktezahl.

	Belgien	Dänemark	Deutschland	Estland	Finnland	Frankreich	Irland	Italien	Litauen	Niederlande	Österreich	Polen	Portugal	Schweden	Schweiz	Slowakei	Slowenien	Spanien	Tschechische Republik	Vereinigtes Königreich	maximale Punktzahl
A) Infrastrukturelle Voraussetzungen	7	8	7	6	8	5	3	4	4	8	5	3	5	6	6	5	5	6	4	7	9
B) Politische und rechtliche Rahmenbedingungen	15	15	14	15	15	17	10	17	15	11	20	18	15	17	14	19	11	18	12	13	21
C) Nutzung und Implementierung	12	10	10	13	13	10	10	10	12	12	7	12	12	8	10	10	9	10	10	12	15
D) Inhalte und Funktionen	38	52	40	50	48	34	30	36	42	40	40	36	50	50	46	50	40	48	32	38	54
Gesamtpunktzahl	72	85	71	84	84	66	53	67	71	71	77	64	82	85	74	84	66	81	58	70	99
Rang	10	1	11	3	3	16	20	15	11	11	8	18	6	1	9	3	16	7	19	14	

Abb. 18: Punkte der Länder in den jeweiligen Teilkategorien sowie die gewichtete Gesamtpunktezahl
Quelle: Eigene Darstellung.

In Anlehnung an das Vorgehen anderer Scores bzw. Indizes, die eine Einteilung von Ländern entlang eines Ampelsystems unternommen haben (z. B. Euro Health Consumer Index), aber auch basierend auf der Tatsache, dass der vorliegende Score erstmalig erarbeitet wurde, wollten wir in unserer Arbeit keine globalen

Werte bestimmen, die einer Einteilung der Länder in eine der drei Gruppen zugrunde liegen würden. Stattdessen wurde der Ansatz gewählt, die Verteilung der Punkte der Länder zu betrachten und empirische Grenzwerte zu identifizieren. Dazu wurden die Länder entlang ihrer erlangten Punktzahl in Form eines Balkendiagramms aufgeführt und diese Verteilung auf deutliche Brüche (bzw. Kurvenpunkte) untersucht (Abb. 19).

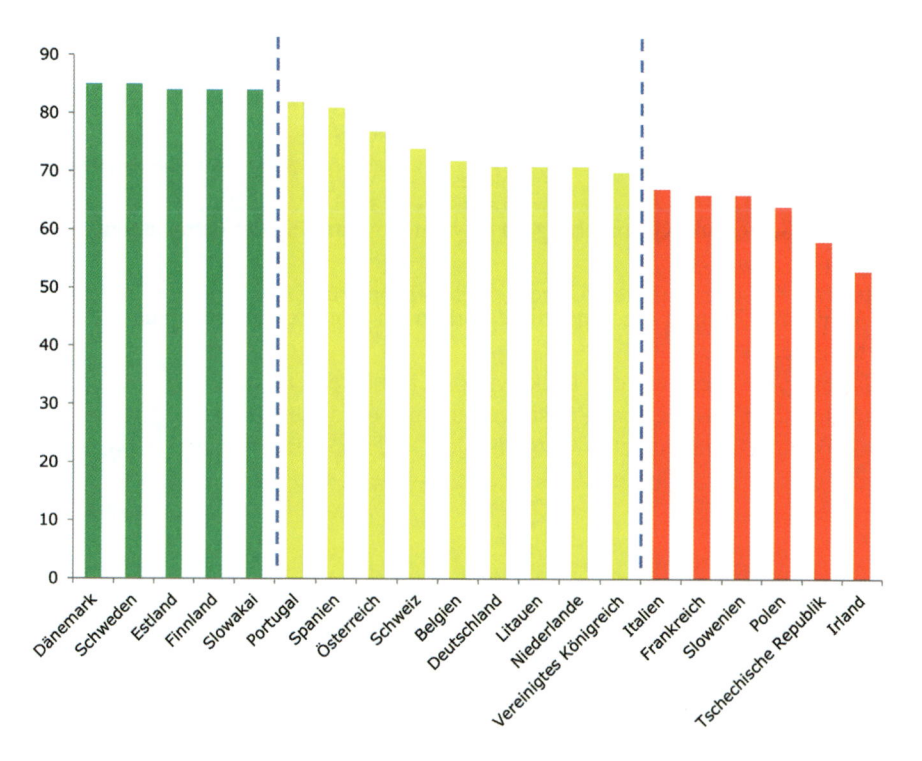

Abb. 19: Balkendiagramm nach Ländern und Gruppen
Quelle: Eigene Darstellung.

Die Verteilung zeigt, dass sich drei Gruppen identifizieren lassen. Dabei liegt der Grenzwert für die Länder, die zur ersten (grünen) Gruppe gehören bei 84 Punkten, die der zweiten Gruppe bei 70 Punkten (Abb. 20).

European Scorecard zum Stand der Implementierung

Grüne Gruppe		Gelbe Gruppe		Rote Gruppe	
Dänemark	85	Portugal	82	Italien	67
Schweden	85	Spanien	81	Slowenien	66
Estland	84	Österreich	77	Frankreich	66
Slowakei	84	Schweiz	74	Polen	64
Finnland	84	Belgien	72	Tschechische	
		Litauen	71	Republik	58
		Niederlande	71	Irland	53
		Deutschland	71		
		Vereinigtes Königreich	70		

Abb. 20: Scores und Gruppierung im gewichteten Ranking der betrachteten Länder
Quelle: Eigene Darstellung.

In Abbildung 21 sind die Ergebnisse zudem im Kontext der europäischen Landkarte verdeutlicht.

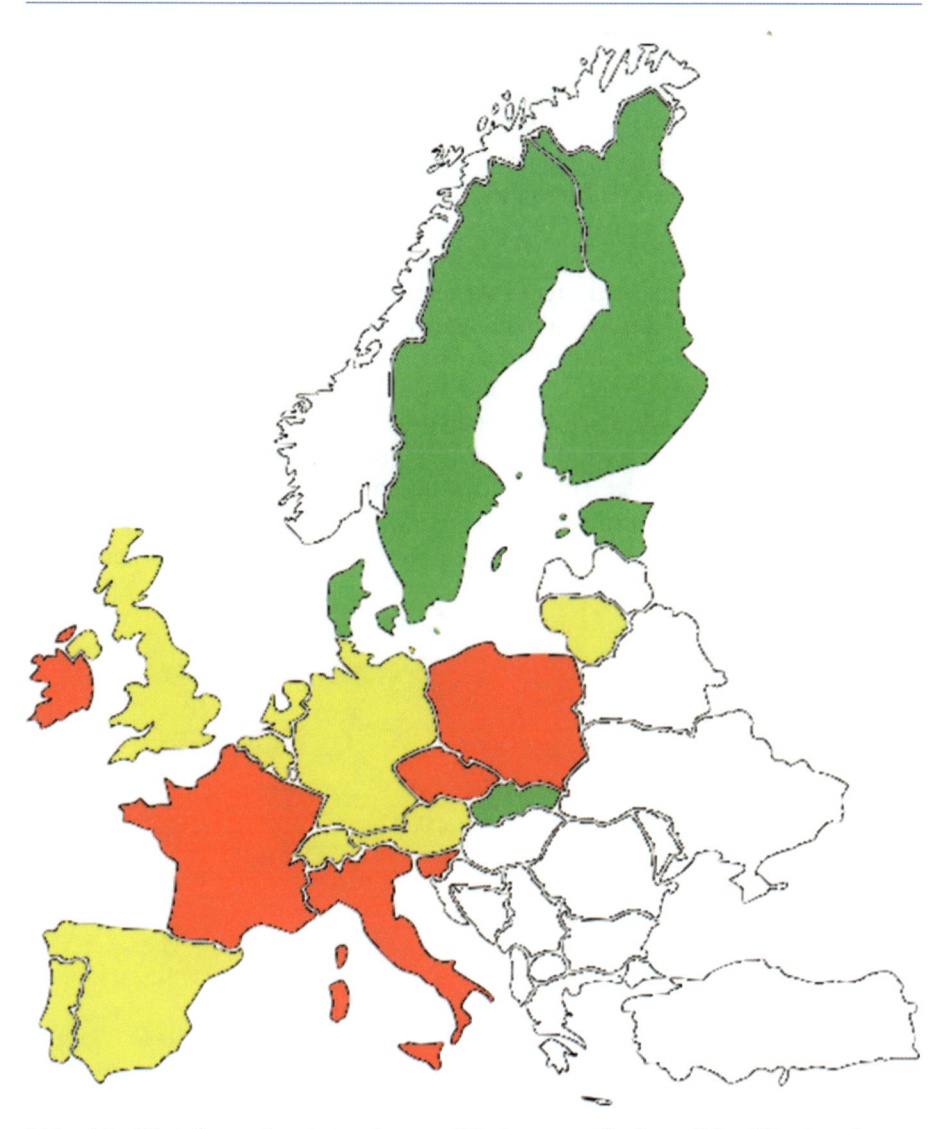

Abb. 21: Einteilung der betrachteten Länder gemäß Ampelklassifikation in rot (wenig fortgeschritten), gelb (mäßig fortgeschritten), grün (weit fortgeschritten) sowie schwarz (nicht betrachtet) und den Ergebnissen der gewichteten Scorecard

Quelle: eigene Darstellung; Karte übernommen von http://4vector.com/i/free-vector-map-of-europe-clip-art_111631_Map_Of_Europe_clip_art_hight.png.

4.3 Diskussion der Ergebnisse

Wie zu erwarten war, befinden sich in der grünen Kategorie der von uns entwickelten European Scorecard insbesondere die (betrachteten) skandinavischen Länder. Deutschland landet in der gelben Gruppe und ist somit im Vergleich zwar keines der europäischen Schlusslichter in der Entwicklung der ePA, hat aber gleichzeitig noch einen weiten Weg vor sich, um zu den weit fortgeschrittenen Ländern aufzuschließen. Die Scorecard wurde bewusst so angelegt, dass – bei vollständig(er) vorliegenden Daten – weitere Länder in einen neuerlichen Vergleich mit einbezogen werden können. Auch ist diese – sofern Daten neueren Datums vorliegen – leicht aktualisierbar, sodass die Entwicklung der einzelnen Länder weiter verfolgt werden kann und auch Longitudinalvergleiche angestellt werden können. Dies hilft auch bei der Beurteilung, ob Deutschland es schafft, seinen gegenwärtigen Rückstand insbesondere gegenüber den nordeuropäischen Ländern zu verkleinern oder gar, bei weiteren Jahren des relativen Stillstandes, in die untere (rote) Gruppe abzurutschen.

5 Abgeleitete Handlungsempfehlungen für Deutschland

Aus der Ergebnissynthese der Literaturrecherche (Evidenzlage sowie Entwicklungsstände der einzelnen Länder), gekoppelt mit den Hintergrundinformationen aus den Expertengesprächen im In- und Ausland ergeben sich auf sehr unterschiedlichen Themenfeldern Handlungsempfehlungen. Diese sind natürlich nicht abschließend, sondern stellen eine Auswahl wesentlicher Aktionsfelder dar:

Langfristige nationale Strategie und starke Governance

Mit dem Inkrafttreten des Versorgungsstärkungsgesetzes sowie des E-Health-Gesetzes hat die Politik einen ersten wichtigen Beitrag geliefert. Nun, so sagen viele, sei vor allem die Selbstverwaltung in der Pflicht umzusetzen. Nichtsdestotrotz kann insbesondere das E-Health-Gesetz als besonders technisches Gesetz angesehen werden, welches klarer definieren könnte, welche Funktionen die ePA in einem zeitlichen Rahmen in sich vereinen soll. Erstmals nach fast zwei Dekaden der fruchtlosen Implementierung der eGK werden Sanktionen im Falle des Nicht-Einhaltens zeitlicher Fristen und Themenfelder verkündet. Das begonnene Vorgehen des BMG über das E-Health-Gesetz in Bezug auf den Medikationsplan und die Speicherung von Notfalldaten auf der eGK geht in diese Richtung und ist zu begrüßen. Ohne eine starke Governance können bestehende Interessenskonflikte nicht überwunden werden.

Eine klare Vision im Rahmen einer E-Health-Strategie, die über Gesetzesartikel hinausgeht und die Richtung vorgibt, ist die Voraussetzung für die Implementierung einer umfassenden ePA. Die langfristige Ausrichtung Deutschlands im Bereich E-Health und damit auch die ePA betreffend war lange Zeit nicht vorhanden. Immer wieder wurden Anstrengungen aufgrund politischer Veränderungen nicht stringent verfolgt oder gar wieder fallen gelassen. Eine klare Positionierung, was durch den Einsatz einer ePA erreicht werden soll und welche Zwischenschritte hierfür notwendig sind, ist unabdingbar.

Orientierung an Versorgungsrealitäten

Bei all den Vorteilen einer nachdrücklichen Implementierungsstrategie, sollte dennoch darauf geachtet werden, dass ein massiver Sanktionsdruck nicht „halbgare" Lösungen heraufbeschwört, die die ePA im schlimmsten Fall zu einer unstrukturierten „Dropbox" verkommen lassen und keinen an der Versorgung orientierten Mehrwert für Leistungserbringer und Patienten schaffen.

Die Evidenz der Implementierungsforschung zeigt, dass die Einbindung von Leistungserbringern und Patienten in die Konzeption und Entwicklung einen der erfolgskritischen Faktoren für die Implementierung von Health IT im Gesundheitswesen darstellt. Die technischen Hilfsmittel sollten an den Arbeitsprozessen und Bedürfnissen orientiert sein, um als wirksame Unterstützung wahrgenommen und in Folge dessen angewendet werden zu können. Lösungen, die an den beteiligten Nutzergruppen vorbei und nur um des Einhaltens einer gesetzlich bestimmten Deadline nun im Schnellverfahren vorangetrieben werden, bergen die Gefahr Leistungserbringer und Patienten nicht ausreichend hinter das gemeinsame Ziel der ePA Implementierung zu versammeln und Widerstände zu provozieren.

Ein gemeinsames, stakeholderübergreifendes Verständnis davon, was mit der ePA in einem realistischen Zeitrahmen erreicht werden soll, sollte harschen Sanktionen deshalb vorausgehen.

Vertrauen in Technologie steigern und Datensicherheit gewährleisten

In Deutschland behindert eine partiell auch destruktive Datenschutzdiskussion den Einsatz von Technologie im Gesundheitswesen. Dies bestätigten zahlreiche Interviewpartner in ihren Aussagen. Zweifelsohne muss Datensicherheit als permanente Aufgabe höchster Prioritätsstufe im Kontext der sensiblen Patientendaten verstanden werden. Der Einsatz von Technologie darf nicht dazu führen, dass Gebote wie z. B. die ärztliche Schweigepflicht in irgendeiner Weise beschädigt werden. Außerdem bedarf es fachkundiger Stellen, die eine gemeinsame Sicherheitsstrategie, wie im Beispiel von Kaiser Permanenten in den USA, umsetzen und stetig weiterentwickeln. Daneben muss die Rückverfolgbarkeit des Datenzugriffs und die Sanktionierung des Datenmissbrauchs durch Dritte klar geregelt werden. Der Blick bspw. nach Dänemark, wo die ePA sehr weit entwickelt ist, zeigt, dass dort in der öffentlichen Wahrnehmung eine umgekehrte Sichtweise vorherrscht: Die Verfügbarkeit essentieller Informationen für Leistungserbringer, die in entscheidenden Situationen Leben retten können, hat hier oberste Priorität.

Kommunikation als Schlüsselfaktor

Eine Informationskampagne könnte die Vorteile einer ePA z. B. in Bezug auf das Verhindern von Medikationsfehlern für die Öffentlichkeit hervorheben. Die Öffentlichkeit könnte so stärker auf die positiven Eigenschaften der Digitalisierung des Gesundheitswesens aufmerksam gemacht werden. Außerdem sollte darauf hingewiesen werden, dass durch elaborierte Datenschutzmechanismen, Rückverfolgbarkeit des Zugriffs oder Sanktionierung eines unberechtigten Zugriffs Patientendaten bestmöglich geschützt werden. Dabei kann es hilfreich sein, Analogien zu anderen Branchen wie z. B. dem Online-Banking herzustellen, wo sich digitale Anwendungen zum Management sensibler Daten bereits fest etabliert haben.

Eine gemeinsame Kommunikationsstrategie könnte unserem Erachten nach aus der Trias Bundesministerium für Gesundheit (BMG), gematik und Bundeszentrale für gesundheitliche Aufklärung (BZgA) stammen. Somit würde die Politik ihr verbindliches Engagement zu diesem Thema positionieren. Über die gematik würden vor allem Kostenträger und Leistungserbringer an Bord geholt werden. Die BZgA hätte die sensible Aufgabe, den Patienten und vor allem auch hier die unterschiedlichen Gruppen (z. B. chronisch Kranke oder Personen mit seltenen

Erkrankungen) zu vermitteln, aus welchen Gründen eine ePA die Patientenversorgung verbessern kann.

Eine mangelnde gemeinsame Kommunikationsstrategie wurde vor allem in Österreich moniert – ein Land, welches vermutlich zu Deutschland am strukturähnlichsten ist.

Wissenstransfer aus anderen Ländern zulassen

Wie sich in unserer Studie zeigt, bestehen in anderen Ländern bereits seit einigen Jahren umfassende ePA-Lösungen. Das bedeutet, dass diese Länder einen Wissensvorsprung haben, was die Ausgestaltung und die Implementierung der ePA betrifft.

Ein Wissenstransfer aus anderen Ländern ist mit Sicherheit aufgrund unterschiedlicher Strukturen nicht immer ganz leicht, aber dennoch möglich: In einem anderen Bereich des Gesundheitswesens, nämlich dem Abrechnungsbereich im stationären Sektor, wurde im Jahr 2004 das aus Australien stammende DRG-System übernommen und weiterentwickelt. Das Ergebnis war eine komplette Umorientierung in der Abrechnung von Leistungen hin zu Transparenz und neuen Regeln. Das bedeutet auch im Bereich der ePA-Implementierung könnte Deutschland Teilmodule aus anderen Ländern einkaufen. Dabei müssen die Systeme nicht eins zu eins übernommen werden – sie könnten vielmehr als Blaupause dienen und analog zum DRG-System gemäß der spezifischen Anforderungen des deutschen Gesundheitssystems weiterentwickelt und an Bedürfnisse von Patienten, Leistungserbringern und Kostenträgern angepasst werden.

Der internationale Vergleich zeigt, dass Länder, die heute bei der ePA weit fortgeschritten sind, bereits über Jahre Erfahrungen mit der praktischen Umsetzung der ePA sammeln konnten – und dies alles, während Deutschland noch über der Entwicklung der Telematik Infrastruktur (TI) brütete.

Durch den Import von Know-how aus anderen Ländern könnte Deutschland den entstandenen Rückstand bei der Implementierung der ePA leichter aufholen. Versäumnisse oder auch Fehler, die andere Länder ebenso einsteckten, müssen in Deutschland nicht wiederholt werden.

Modulare und pragmatische Ansätze wählen

Das lange Feilen an einer perfekten Lösung birgt die Gefahr, technologisch überholt zu werden. Die Fallstudien erfolgreicher Implementierungen zeigen, dass ein schrittweises Vorgehen ein Erfolgsfaktor ist. So sehen einige Österreicher das ELGA-Vorhaben als Prozess und nicht als Projekt. Ein Prozess, in dem ein Land „Mut zur Lücke" hatte. Mit Absicht suchte Österreich nicht nach einer *Generallösung*, die alles abdecken kann, sondern beschränkte sich auf einige Grundfunktionen. Zugegebenermaßen lässt auch ELGA die intersektorale Kommunikation und Koordination (noch) nicht zu, dennoch ist ELGA in weiten

Teilen des stationären Sektors bereits funktionsfähig. Schritt für Schritt nähern sich die Österreicher also einer landesweiten Lösung an.

Es ist daher zu begrüßen, wenn auch in Deutschland zunächst die sogenannten „*Low hanging fruits*" angegangen werden. Das bedeutet, die technisch am einfachsten umzusetzenden Funktionen werden praktisch angewandt (z. B. Notfalldaten oder Medikationsplan).

Ebenso pragmatisch sind die Ansätze einzelner Kostenträger, die momentan hauseigene Lösungen forcieren, um sich von anderen Kassen abzuheben und sich von der Abhängigkeit der Bundeslösung eGK zu entsagen. Es gibt Ausschreibungen für die Entwicklung einer umfassenden ePA, die künftig genau das können soll, was in anderen Ländern bereits implementiert wurde. Wenn eines dieser entwickelten Systeme innerhalb einer Krankenkasse evidenzbasiert gut funktionieren würde, könnte auch ein bottom-up-Ansatz, also ein Ausrollen auf andere Kassen, sinnhaft erscheinen.

Zusammenfassend lässt sich feststellen, dass sowohl ein Großteil der Evidenz als auch der logische Menschenverstand für eine Digitalisierung und für eine umfassende ePA sprechen. Technologie darf – auch im Gesundheitswesen sensible Daten betreffend – nicht als Hürde gesehen werden. Technologie ist die Zukunft der Medizin und der Innovation und wird künftig alle Ebenen der Innovation im Gesundheitswesen – nämlich Produkt-, Prozess- und Strukturinnovationen – grundlegend verändern.

Literatur

Alphabeth: Alphabet Announces Third Quarter 2015 Results of Google. 2015. Online: https://abc.xyz/investor/news/earnings/2015/Q3_google_earnings [abgerufen am: 8.8.2016].

Amelung, V. E.: Healthcare Management – Managed Care Organisations and Instruments. Berlin 2014.

American Hospital Association: Fast Facts on US Hospitals. 2016. Online: http://www.aha.org/research/rc/stat-studies/fast-facts.shtml [abgerufen am 17.8.2016].

Ammenwerth, E./Schnell-Inderst, P./Hoerbst, A.: The impact of electronic patient portals on patient care: a systematic review of controlled trials. In: J Med Internet Res 14/2012:162.

Apple: Transforming Healthcare With iPhone, iPad, and Apple Watch. 2015, S. 1–104.

Apple (2016a): Health – Ein innovativer Weg, deine Gesundheits- und Fitness-Informationen zu nutzen. Online unter: http://www.apple.com/de/ios/health [abgerufen am: 29.7.2016].

Apple (2016b): Ochsner Health System – Patienten zu Partnern in ihrer eigenen Gesundheitsversorgung machen. Online: http://www.apple.com/de/business/ochsner [abgerufen am: 29.7.2016].

Apple (2016c): ResearchKit und CareKit – Mehr Möglichkeiten für Forschung, Ärzte und jetzt auch für dich. Online: http://www.apple.com/de/researchkit [abgerufen am: 29.07.2016].

Arge ELGA (2007): ELGA in Österreich Online unter: http://www.initiative-elga.at/ELGA/allgemein_infos/ELGA_in_Oesterreich_070213.pdf [abgerufen am: 15.8.2016].

Auswärtiges Amt (2016a): Dänemark. Online: http://www.auswaertiges-amt.de/DE/Aussenpolitik/Laender/Laenderinfos/01-Nodes_Uebersichtsseiten/Daenemark_node.html [abgerufen am: 23.8.2016].

Auswärtiges Amt (2016b): Deutschland. Online: http://www.auswaertiges-amt.de/DE/Aussenpolitik/Laender/Laenderinfos/01-Laender/Deutschland.html?nnm=383178 [abgerufen am: 06.10.2016].

Auswärtiges Amt (2016c). Israel. Online: http://www.auswaertiges-amt.de/DE/Aussenpolitik/Laender/Laenderinfos/01-Nodes_Uebersichtsseiten/Israel_node.html [abgerufen am: 21.7.2016].

Auswärtiges Amt (2016d): Österreich. Online: http://www.auswaertiges-amt.de/DE/Aussenpolitik/Laender/Laenderinfos/01-Nodes_Uebersichtsseiten/Oesterreich_node.html [abgerufen am: 27.7.2016].

Auswärtiges Amt (2016e): USA. Online unter: http://www.auswaertiges-amt.de/DE/Aussenpolitik/Laender/Laenderinfos/01-Laender/USA.html [abgerufen am: 7.10.2016].

Baer, H. J./Cho, I./Walmer, R. A./Bain, P. A./Bates, D. W.: Using electronic health records to address overweight and obesity: a systematic review. In: Am J Prev Med 4/2013, S. 494–500.

Ben-Assuli, O./Sagi, D./Leshno, M./Ironi, A./Ziv, A.: Improving diagnostic accuracy using EHR in emergency departments: A simulation-based study. In: J Biomed Inform, 55/2015, S. 31–40.

Literatur

Ben-Assuli, O./Shabtai, I./Leshno, M.: The impact of EHR and HIE on reducing avoidable admissions: controlling main differential diagnoses: controlling main differential diagnoses. In: BMC Med Inform Decis Mak, 13/2013: 49.

Boonstra, A./Broekhuis, M.: Barriers to the acceptance of electronic medical records by physicians from systematic review to taxonomy and interventions. In: BMC Health Serv Res 10/2010: 231.

Bundeskanzleramt: Bundesrecht konsolidiert: Gesamte Rechtsvorschrift für Gesundheitstelematikgesetz 2012. 2016. Online: https://www.ris.bka.gv.at/GeltendeFassung.wxe?Abfrage=Bundesnormen&Gesetzesnummer=20008120 [abgerufen am: 27.7.2016].

Bundesministerium für Gesundheit (2016): E-Health-Initiative zur Förderung von Anwendungen in der Telemedizin. Online: http://www.bmg.bund.de/themen/krankenversicherung/e-health-initiative-und-telemedizin/e-health-initiative.html [abgerufen am: 6.10.2016].

Bundesministerium für Gesundheit und Frauen (2016a): ELGA: Bausteine der Gesundheitsakte. Online: https://www.gesundheit.gv.at/Portal.Node/ghp/public/content/ELGA/elga-bausteine.html [abgerufen am: 27.7.2016].

Bundesministerium für Gesundheit und Frauen (2016b): ELGA: Fahrplan zur Gesundheitsakte. Online: https://www.gesundheit.gv.at/Portal.Node/ghp/public/content/ELGA/elga-fahrplan.html [abgerufen am: 27.7.2016].

Bundesministerium für Gesundheit und Frauen (2016c): Organe. Online: http://www.bmgf.gv.at/home/Gesundheit/Medizin/Blut_Gewebe_Organe/Organe [abgerufen am: 27.7.2016].

Bundesministerium für Gesundheit und Frauen (2016d). Wozu ELGA? Online: http://www.bmgf.gv.at/home/Schwerpunkte/E_Health_Elga/ELGA_Die_Elektronische_Gesundheitsakte/Wozu_ELGA?doc=CMS1388675192215&channel=CH1045&method=fontSizeBigger [abgerufen am: 16.8.2016].

Buntin, M. B./Bukre, M. F./Hoaglin, M. C./Blumenthal, D.: The benefits of health information technology: a review of the recent literature shows predominantly positive results. In: Health Aff (Millwood) 3/2011, S. 464–471.

Butler, M.: CMS to End Meaningful Use in 2016. 2016. Online: http://journal.ahima.org/2016/01/13/cms-to-end-meaningful-use-in-2016/ [abgerufen am: 7.10.2016].

Cacace, M.: Das Gesundheitssystem der USA: Governance-Strukturen staatlicher und privater Akteure. Frankfurt am Main 2010.

Campanella, P./Lovato, E./Marone, C./Fallacara, L./Mancuso, A./Ricciardi, W. et al. (2016): The impact of electronic health records on healthcare quality: a systematic review and meta-analysis. In: Eur J Public Health 1/2016, S. 60–64.

Catan, G./Espanha, R./Veloso Mendes, R./Toren, O./Chinitz, D.: The Impact of eHealth and mHealth on doctor behavior and patient involvement: an Israeli and Portuguese comparative approach. In: Stud Health Technol Inform, 210/2015, S. 813–817.

Caumanns, J./Boehm, O./Neuhaus, J.: Elektronische Fallakten zur einrichtungsübergreifenden Kooperation. In: E-HEALTH-COM, 1/2007, S. 68–70.

Centers for Disease Control and Prevention: Health Insurance Coverage. 2015. Online: http://www.cdc.gov/nchs/fastats/health-insurance.htm [abgerufen am: 7.10.2016].

Centers for Medicare and Medicaid Services: National Health Expenditure Data 2014. 2016. Online: https://www.cms.gov/research-statistics-data-and-systems/statistics-trends-and-reports/nationalhealthexpenddata/nhe-fact-sheet.html [abgerufen am: 7.10.2016].

Central Bureau of Statistics: Population & Demography. 2016. Online: http://www.cbs.gov.il/reader/?MIval=cw_usr_view_SHTML&ID=705 [abgerufen am: 21.7.2016].

Central Intelligence Agency: The World Factbook. 2016. Online: https://www.cia.gov/library/publications/the-world-factbook/fields/2177.html [abgerufen am: 11.8.2016].

Charles, D./Gabriel, M./Searcy, T.: The Office of the National Coordinator for Health Information Technology (ONC) Data Brief No. 23: Adoption of Electronic Health Record Systems among U.S. Non-Federal Acute Care Hospitals: 2008–2014. 2015. Online: https://www.healthit.gov/sites/default/files/data-brief/2014HospitalAdoptionDataBrief.pdf [abgerufen am 20.07.2016].

Chaudhry B./Wang J./Wu S./Maglione M./Mojica W./Roth E. et al.: Systematic review: impact of health information technology on quality, efficiency, and costs of medical care. In: Ann Intern Med 10/2006, S. 742–752.

Chen, C./Garrido, T./Chock, D./Okawa, G./Liang, L.: The Kaiser Permanente Electronic Health Record: transforming and streamlining modalities of care. Health Aff (Millwood), 2/2009, S. 323–333.

Christensen, K./Silvestre, A.-L.: Section Three: Harvesting Value – Making Health Personal. In: L. L. Liang (Hrsg.): Health – Using Electronic Health Records to Transform Care Delivery. San Francisco 2010, S. 139–156.

Cleveland Clinic: Facts & Figures. 2016. Online: http://my.clevelandclinic.org/about-cleveland-clinic/overview/who-we-are/facts-figures [abgerufen am: 22.08.2016].

dbMotion (2009): Clalit Health Services Revolutionizes Patient Care with the Proven dbMotion™ Solution for a National-Scale Electronic Health Record (EHR). Online: http://cdn.medicexchange.com/images/whitepaper/clalit%20health%20services%20case%20study.pdf?1297766900 [abgerufen am: 11.8.2016].

Deckard, D./Hudson, P.: Section two: Laying the Tracks – Implementation Through Collaboration. In: L. L. Liang (Hrsg.): Health – Using Electronic Health Records to Transform Care Delivery. San Francisco 2010, S. 33–56.

Deutscher Bundestag (2003). Gesetzentwurf der Fraktionen SPD, CDU/CSU und BÜNDNIS 90/DIE GRÜNEN - Entwurf eines Gesetzes zur Modernisierung der gesetzlichen Krankenversicherung (GKV-Modernisierungsgesetz – GMG).

Deutscher Bundestag (2015a). Gesetz für sichere digitale Kommunikation und Anwendungen im Gesundheitswesen sowie zur Änderung weiterer Gesetze.

Deutscher Bundestag (2015b). Gesetzentwurf der Bundesregierung - Entwurf eines Gesetzes zur Stärkung der Versorgung in der gesetzlichen Krankenversicherung (GKV-Versorgungsstärkungsgesetz – GKV-VSG).

Dorfman, S.: Ochsner Leverages Retail, Connected Health Tools & Apple Watch to Engage Consumers. 2015. Online: http://www.consumerehealthengagement.com/consumerehealthengagement/2015/7/6/ochsner-leverages-retail-connected-health-tools-apple-watch.html [abgerufen am: 19.8.2016].

Durham, M. L.: Section Three: Harvesting Value – Supercharging Research Through KP HealthConnect. In: L. L. Liang (Hrsg.): Health – Using Electronic Health Records to Transform Care Delivery. San Francisco 2010.

Literatur

Eddy, D. M.: KP HealthConnect and the Archimedes Model: A Step into the Future of Health Care. In: L. L. Liang (Hrsg.), Health – Using Electronic Health Records to Transform Care Delivery. San Francisco 2010, S. 197–212.

eHealth stakeholder group: Patient access to the electronic health record. 2013. Online: https://www.uems.eu/__data/assets/pdf_file/0010/1531/Patient_access_to_EHR_-_FINAL__2_.pdf [abgerufen am: 25.8.2016].

eHealthNews.eu : The Danish eHealth experience: One Portal for Citizens and Professionals. 2008. Online: http://www.ehealthnews.eu/download/publications/1041-the-danish-ehealth-experience-one-portal-for-citizens-and-professionals [abgerufen am: 25.08.2016].

ELGA GmbH (2016a): Gesetzliche Grundlagen von ELGA. Online: https://www.elga.gv.at/faq/gesetzliche-grundlagen-von-elga/index.html [abgerufen am: 15.8.2016].

ELGA GmbH (2016b): Patientenrechte und Datenschutz. Online: https://www.elga.gv.at/elga-die-elektronische-gesundheitsakte/patientenrechte-und-datenschutz/index.html [abgerufen am: 8.8.2016].

Esch, T./Mejilla, R./Anselmo, M./Podtschaske, B./Delbanco, T./Walker, J.: Engaging patients through open notes: an evaluation using mixed methods. In: BMJ Open, 1/2016: e010034.

Europäische Kommission (2014a): Overview of the national laws on electronic health records in the EU Member States – National Report for Denmark. Online: http://ec.europa.eu/health/ehealth/docs/laws_denmark_en.pdf [abgerufen am: 23.8.2016].

Europäische Kommission (2014b): Overview of the national laws on electronic health records in the EU Member States and their interaction with the provision of cross-border eHealth services – Final report and recommendations. Online: http://ec.europa.eu/health/ehealth/docs/laws_report_recommendations_en.pdf [abgerufen am: 26.9.2016].

Europäische Kommission (2014c). Special Eurobarometer 414 - E-COMMUNICATIONS AND TELECOM SINGLE MARKET HOUSEHOLD SURVEY. Online: https://ec.europa.eu/digital-single-market/en/news/special-eurobarometer-414-e-communications-household-survey [abgerufen am: 26.9.2016].

Eurostat (2016a): In-patient average length of stay (days). Online: http://appsso.eurostat.ec.europa.eu/nui/show.do?dataset=hlth_co_inpst&lang=en [abgerufen am: 26.8.2016].

Eurostat (2016b): Individuals who used the internet, frequency of use and activities. Online: http://appsso.eurostat.ec.europa.eu/nui/show.do?dataset=isoc_r_iuse_i&lang=en [abgerufen am 26.9.2016].

Eurostat (2016c): Personen, die das Internet zur Beschaffung von gesundheitsrelevanten Informationen genutzt haben. Online: http://ec.europa.eu/eurostat/tgm/download.do?tab=table&plugin=1&language=de&pcode=tin00101 [abgerufen am: 26.9.2016].

Fasano, P.: Transforming Health Care – The Financial Impact of Technology, Electronic Tools, and Data Mining. New Jersey 2013.

Finkelstein, J.: Wired for wellness – electronic health records are revolutionizing medical information and putting patients in charge. In: Cleveland Clinic Magazine. 2009. Online: https://my.clevelandclinic.org/ccf/media/files/Giving/CCMWinter%2009.pdf [abgerufen am: 17.8.2016].

Fleischmann, R./Duhm, J./Hupperts, H./Brandt, S. A.: Tablet computers with mobile electronic medical records enhance clinical routine and promote bedside time: a controlled prospective crossover study. J Neurol Neurosurg Psychiatry, 3/2015, S. 532–540.

FOCUS Solutions Unternehmensberatung: UMFRAGE ZUR ÖSTERREICHISCHEN GESUNDHEITSREFORM. 2014. Online: http://www.focus-solutions.at/wp-content/uploads/Umfrage-zur-%C3 %B6sterreichischen-Gesundheitsreform_FOCUS-Solutions-Wien.pdf [abgerufen am: 16.8.2016].

Fontaine, P./Ross, S. E./Zink, T./Schilling, L. M.: Systematic review of health information exchange in primary care practices. In: J Am Board Fam Med Care, 5/2010, S. 655–670.

Frankel, M./Chinitz, D./Salzberg, C. A./Reichman, K.: Sustainable health information exchanges: the role of institutional factors. In: Isr J Health Policy Res, 1/2013: 21.

Furukawa, M. F./King, J./Patel, V./Hsiao, C. J./Adler-Milstein, J./Jha, A. K.: Despite substantial progress In EHR adoption, health information exchange and patient engagement remain low in office settings. In: Health Aff (Millwood) 9/2014, S. 1672–1679.

Gangopadhyay, A.: Innovations in Data Methodologies and Computational Algorithms for Medical Applications. Hershey 2012.

Garrett, P./Seidman, J.: EMR vs EHR – What is the Difference? 2011. Online: https://www.healthit.gov/buzz-blog/electronic-health-and-medical-records/emr-vs-ehr-difference/ [abgerufen am: 7.10.2016].

Garrido, T./Chase, A.: Section Three: Harvesting Value – Making it matter: value and quality In: L. L. Liang (Hrsg.): Health – Using Electronic Health Records to Transform Care Delivery. San Francisco 2010.

GBD 2015 Mortality and Causes of Death Collaborators: Global, regional, and national life expectancy, all-cause mortality, and cause-specific mortality for 249 causes of death, 1980–2015: a systematic analysis for the Global Burden of Disease Study 2015. In: Lancet 10053/2016, S. 1459–1544.

gematik: gematik – Über uns. 2016. Online: https://www.gematik.de/cms/de/gematik/gematik_1.jsp [abgerufen am: 6.10.2016].

Gerber, A./Topaz, M. M.: Promoting meaningful use of health information technology in Israel: ministry of health vision. In: Stud Health Technol Inform 201/2014, S. 108–115.

GKV Spitzenverband: Zahlen und Grafiken: Kennzahlen der gesetzlichen Krankenversicherung. 2016. Online: https://www.gkv-spitzenverband.de/media/grafiken/krankenkassen/Grafik_Krankenkasssenanzahl_2016_Zeitreihe_seit_1993_druck_2016-01-27.jpg [abgerufen am: 6.10.2016].

Goldzweig, C. L./Orshansky, G./Paige, N. M./Miake-Lye, I. M./Beroes, J. M./Ewing, B. A. et al.: Electronic health record-based interventions for improving appropriate diagnostic imaging: a systematic review and meta-analysis. In: Ann Intern Med Care 8/2015, S. 557–565.

Google: An update on Google Health and Google PowerMeter. 2011. Online: http://googleblog.blogspot.de/2011/06/update-on-google-health-and-google.html [abgerufen am: 8.8.2016].

Google (2016a): Google Fit. Online: https://www.google.com/intl/de_de/fit [abgerufen am: 22.8.2016].

Google (2016b): Unternehmen. Online: http://www.google.de/intl/de/about/company [abgerufen am: 8.8.2016].

GVG international (2016): Gemeinsame Ziele für mehr Gesundheit. Online: http://gesundheitsziele.de/ [abgerufen am: 7.10.2016].

Haas, S./Wohlgemuth, S./Echizen, I./Sonehara, N./Müller, G.: Aspects of privacy for electronic health records. Int J Med Inform, 2/2011, S. 26–31.

Literatur

Halvorson, G. C.: The Digital Transformation of Health Care. In: L. L. Liang (Hrsg.), Health – Using Electronic Health Records to Transform Care Delivery. San Francisco 2010, S. 213–221.

Harris, L.: Google geht ins Krankenhaus. 2008. Online: http://www.derwesten.de/wirtschaft/digital/google-geht-ins-krankenhaus-id1198370.html [abgerufen am: 10.8.2016].

Health Consumer Powerhouse: Euro Health Consumer Index 2015 Report. 2015. Online: http://www.healthpowerhouse.com/files/EHCI_2015/EHCI_2015_report.pdf [abgerufen am: 26.9.2016].

Healthcare DENMARK: Doctor. 2016. Online unter: http://healthcaredenmark.dk/the-case-of-denmark/doctor.aspx [abgerufen am: 7.10.2016].

HealthIT: How to Attain Meaningful Use. 2013. Online: https://www.healthit.gov/providers-professionals/how-attain-meaningful-use [abgerufen am: 7.10.2016].

HealthManagement.org: The OFEK Health Information Network. 2007. Online: https://health-management.org/pdf/article/the-ofek-health-information-network [abgerufen am: 5.8.2016].

HealthTech Wire: Das Gesundheitsministerium nimmt eine erfreuliche Vorreiterrolle im Bereich eHealth ein. 2016. Online: http://www.healthtechwire.de/ehealth-summit-austria/das-gesundheitsministerium-nimmt-eine-erfreuliche-vorreiterrolle-im-bereich-ehealth-ein-3867/?utm_content=buffer81ccc&utm_medium=social&utm_source=twitter.com&utm_campaign=buffer [abgerufen am: 5.9.2016].

Heart, T./O'Reilly, P./Sammon, D./O'Donoghue, J.: Bottom-up or top-down? A comparative analysis of electronic health record diffusion in Ireland and Israel. In: Journal of Systems and Information Technology 3/2009, S. 244–268.

Herbek, S.: ELGA: Ein Überblick. 2014. Online: http://docplayer.org/6087503-Elga-ein-ueberblick-selbsthilfe-informiert-06-oktober-2014-dr-susanne-herbek-elga-gmbh.html [abgerufen am: 16.8.2016].

Herbek, S./Eisl, H. A./Hurch, M./Schator, A./Sabutsch, S./Rauchegger, G. et al.: The Electronic Health Record in Austria: a strong network between health care and patients. In: Eur Surg 3/2012, S. 155–163.

Hersh, W. R./Totten, A. M./Eden, K. B./Devine, B./Gorman, P./Kassakian, S. Z. et al.: Outcomes From Health Information Exchange: Systematic Review and Future Research Needs. In: JMIR Med Inform, 4/2015, S. 39.

Hincapie, A./Warholak, T.: The impact of health information exchange on health outcomes. In: Appl Clin Inform 4/2011, S. 499–507.

Hofmarcher, M. M./Quentin, W.: Austria: health system review. In: Health Syst Transit 7/2013, S. 1–292.

Hostenkamp, G.: Die Einführung des elektronischen Medikationsplans: Was Deutschland von Dänemark lernen kann. In: Gesundh ökon Qual manag, eFirst. 2016. DOI: 10.1055/s-0042-113151.

IBM: Machbarkeitsstudie betreffend Einführung der elektronischen Gesundheitsakte (ELGA) im österreichischen Gesundheitswesen Endbericht. 2006, S. 1–182.

IMS Health: Patient Adoption of mHealth – Use, Evidence and Remaining Barriers to Mainstream Acceptance. IMS Institute for healthcare informatics. 2015.

Israel Ministry of Foreign Affairs: The Health Care System in Israel – An Historical Perspective. 2002. Online: http://www.mfa.gov.il/mfa/aboutisrael/israelat50/pages/the%20health%20care%20system%20in%20israel-%20an%20historical%20pe.aspx [abgerufen am: 21.7.2016].

Jäger, A.: Kärntner Software mit ELGA im LKH Villach am Start. Kleine Zeitung. 2016. Online: http://www.kleinezeitung.at/wirtschaft/5062258/Krankenhaussoftware_Kaerntner-Software-mit-ELGA-im-LKH-Villach-am [abgerufen am: 15.8.2016].

Jones, S. S./Rudin, R. S./Perry, T./Shekelle, P. G.: Health information technology: an updated systematic review with a focus on meaningful use. In: Ann Intern Med 1/2014, S. 48–54.

Kahan, N. R./Kahan, E.: The Emerging Role of Electronic Patient Records in Improving Drug Safety in Israel: A Paradigm Whose Time Has Come. Archivos en Medicina Familia 1/2007, S. 61–63.

Kaiser Permanente: Annual Report. 2015. Online: https://share.kaiserpermanente.org/static/kp_annualreport_2015/#home [abgerufen am: 7.10.2016].

Karamanlis, D. A./Tzitzis, P. M./Bratsas, C. A./Bamidis, P. D.: Personal health records in the preclinical medical curriculum: modeling student responses in a simple educational environment utilizing Google Health. In: BMC Med Educ 12/2012: 88.

Kierkegaard, P.: eHealth in Denmark: a case study. In: J Med Syst 37/2013: 9991.

Kierkegaard, P.: Interoperability after deployment: persistent challenges and regional strategies in Denmark. In: Int J Qual Health Care 2/2015, S. 147–153.

Kopetzky, D.: „Maybe we can?" Die Stolpersteine der US-Gesundheitsreform. FRP Working Paper 6/2012. Regensburg: Forum Regensburger Politikwissenschaftler.

Krag, A./Nielsen, E./Bent, H.: Making eHealth work – National Strategy for Digitalisation of the Danish Healthcare Sector 2013–2017. 2013. Online: http://www.sum.dk/~/media/Filer%20-%20Publikationer_i_pdf/2013/Making-ehealth-work/Making%20eHealth%20Work.ashx [abgerufen am: 23.8.2016].

Krist, A. H./Beasley, J. W./Crosson, J. C./Kibbe, D. C./Klinkman, M. S./Lehmann, C. U. et al.: Electronic health record functionality needed to better support primary care. In: J Am Med Inform Assoc 21/2014, S. 764–771.

Kroigaard, S.: Denmark: Health IT and telemedicine – Industry Overview. 2013. Online: http://2016.export.gov/California/build/groups/public/@eg_us_ca/documents/webcontent/eg_us_ca_064082.pdf [abgerufen am: 23.8.2016].

Krüger-Brand, H. E.: Elektronische Gesundheitsakten: HealthVault, Google Health & Co. Dtsch Arztebl International 15/2008, S. 795–796.

Kruse, C. S./Bolton, K./Freriks, G.: The effect of patient portals on quality outcomes and its implications to meaningful use: a systematic review. In: J Med Internet Res 2/2015: 44.

Kuperman, G. J.: Health-information exchange: why are we doing it, and what are we doing? J Am Med Inform Assoc 5/2011, S. 678–682.

Lang, M.: So geht E-Health. In: ixx.press 1/2016, S. 11–14.

Lejbkowicz, I./Denekamp, Y./Reis, S./Goldenberg, D.: Electronic medical record systems in Israel's public hospitals. In: Isr Med Assoc J 10/2004, S. 583–587.

Liang, L. L.: Setting the Course. In: L. L. Liang (Hrsg.), Health – Using Electronic Health Records to Transform Care Delivery. San Francisco 2010, S. 1–30.

Liu, L. S./Shih, P. C./G.R., H.: Barriers to the adoption and use of personal health record systems. Proceedings of the 2011 iConference: 363–370. ACM, Seattle, Washington. 2011.Online: http://www.star-uci.org/wp-content/uploads/2011/01/iConf_PHR_CAMERAREADY.pdf [abgerufen am: 17.8.2016].

Literatur

Lohr, S.: Google Health Begins Its Preseason at Cleveland Clinic. 2008. Online: http://bits.blogs.nytimes.com/2008/02/21/google-health-begins-its-preseason-at-cleveland-clinic/?_r=2 [abgerufen am: 10.8.2016].

Maccabi: Progress by innovation. 2016. Online: http://www.maccabi4u.co.il/1790-he/Maccabi.aspx [abgerufen am: 5.8.2016].

Margalit, R. S./Roter, D./Dunevant, M. A./Larson, S./Reis, S.: Electronic medical record use and physician-patient communication: an observational study of Israeli primary care encounters. In: Patient Educ Couns 1/2006, S. 134–141.

Massachusetts Health Connector (2016): Blue Cross Blue Shield of Massachusetts. Online: https://betterhealthconnector.com/blue-cross-blue-shield-of-massachusetts [abgerufen am: 22.8.2016].

McGinn, C. A./Grenier, S./Duplantie, J./Shaw, N./Sicotte, C./Mathieu, L. et al: Comparison of user groups' perspectives of barriers and facilitators to implementing electronic health records: a systematic review. In: BMC Med 9/2011, S. 46.

Mennemeyer, S. T./Menachemi, N./Rahurkar, S./Ford, E. W: Impact of the HITECH Act on physicians' adoption of electronic health records. J Am Med Inform Assoc 2/2016, S. 375–379.

Ministry of Health: Solution for Viewing Imaging Tests on a HIE Network. 2015. Online: http://www.health.gov.il/Services/Tenders/Documents/com15_2015.pdf [abgerufen am: 19.8.2016].

Ministry of Health: Health Information Exchange. 2016. Online: http://www.health.gov.il/English/About/projects/shared_medical_info/Pages/default.aspx [abgerufen am: 19.8.2016].

Moja, L./Kwag, K. H./Lytras, T./Bertizzolo, L./Brandt, L./Pecoraro, V. et al.: Effectiveness of computerized decision support systems linked to electronic health records: a systematic review and meta-analysis. In: Am J Public Health 12/2014, S. 12–22.

Mora, F.: The demise of Google Health and the future of personal health records. In: Int. J. Healthcare Technology and Management 5/6/2012, S. 363–377.

Mossialos, E./Wenzl, M./Osborn, R./Sarnak, D.: 2015 International Profiles of Health Care Systems. The Commonwealth Fund. 2016.

Nguyen, L./Bellucci, E./Nguyen, L. T.: Electronic health records implementation: an evaluation of information system impact and contingency factors. In: Int J Med Inform 11/2014, S. 779–796.

Nirel, N./Rosen, B./Sharon, A./Blondheim, O./Sherf, M./Samuel, H. et al.: The impact of an integrated hospital-community medical information system on quality and service utilization in hospital departments. In: Int J Med Inform 9/2010, S. 649–657.

Nøhr, C./Villumsen, S./Ahrenkiel, S. B./Hulbæk, L.: Monitoring Telemedicine Implementation in Denmark. In: Stud Health Technol Inform 216/2015, S. 497–500.

Nørgaard, J. R.: E-Record – Access to all Danish Public Health Records. In: Stud Health Technol Inform 192/2013, S. 1121.

Nowossadeck, E.: Demografische Alterung und Folgen für das Gesundheitswesen. GBE kompakt. Robert Koch-Institut Berlin, 2012.

Ochsner Health System: Ochsner Health System First Epic Client to Fully Integrate with Apple HealthKit. 2014. Online: https://news.ochsner.org/news-releases/ochsner-health-system-first-epic-client-to-fully-integrate-with-apple-healt [abgerufen am: 1.8.2016].

Ochsner Health System: HYPERTENSION DIGITAL MEDICINE PROGRAM. 2016. Online: https://www.ochsner.org/services/hypertension-digital-medicine [abgerufen am: 1.8.2016].

OECD: OECD Reviews of Health Care Quality: Israel 2012: Raising Standards. Paris 2012.

OECD (2013a): OECD Economic Surveys: Israel 2013. OECD Publishing.

OECD (2013b): Strengthening Health Information Infrastructure for Health Care Quality Governance: Good Practices, New Opportunities and Data Privacy Protection Challenges. Paris: OECD Publishing.

OECD: Draft OECD Guide to measuring health Information and Communication Technologies (ICT). 2015. Online: http://www.oecd.org/health/health-systems/Draft-oecd-guide-to-measuring-icts-in-the-health-sector.pdf [abgerufen am: 26.9.2016].

OECD (2016a): Austria. Online unter: https://data.oecd.org/austria.htm [abgerufen am: 7.10.2016].

OECD (2016b): Country statistical profile: Denmark. Online: http://www.oecd-ilibrary.org/economics/country-statistical-profile-denmark_20752288-table-dnk [abgerufen am: 23.8.2016].

OECD (2016c): Health spending (indicator) [abgerufen am: 21.7.2016].

OECD (2016d): OECD.Stat. Online: http://stats.oecd.org/index.aspx?DataSetCode=HEALTH_STAT [abgerufen am: 10.8.2016].

OECD (2016e): United States. Online: https://data.oecd.org/united-states.htm [abgerufen am: 7.10.2016].

Oekonsult: Wie halten es die ÖstereicherInnen mit ELGA? 2014. Online: http://www.markt-meinungmensch.at/studien/wie-halten-es-die-oesterreicherinnen-mit-elga/studie/ [abgerufen am: 28.7.2016].

Olejaz, M./Nielsen, A. J./Rudkjøbing, A./Birk, H. O./Krasnik, A./Hernandez-Quevedo, C.: Denmark – Health system review. In: Health Systems in Transition 2/2012, S. 1–219.

Otte-Trojel, T./de Bont, A./Rundall, T. G./van de Klundert, J.: How outcomes are achieved through patient portals: a realist review. In: J Am Med Inform Assoc 4/2014, S. 751–757.

Pai, A.: Nearly half of Kaiser Permanente's members use My Health Manager. 2014. Online unter: http://www.mobihealthnews.com/35160/nearly-half-of-kaiser-permanentes-members-use-my-health-manager [abgerufen am: 7.10.2016].

Pasternack, E. S.: HIPAA IN THE AGE OF ELECTRONIC HEALTH RECORDS. Rutgers Law Journal 3/2010, S. 817–846.

Pieper, C.: Obamacare hat es schwer. 2015. Online: http://www.aerztezeitung.de/politik_gesellschaft/gesundheitspolitik_international/article/900111/usa-obamacare-schwer.html [abgerufen am: 7.10.2016].

Politi, L./Codish, S./Sagy, I./Fink, L.: Use patterns of health information exchange through a multidimensional lens: conceptual framework and empirical validation. In: J Biomed Inform 52/2014, S. 212–221.

Price, M./Bellwood, P./Kitson, N./Davies, I./Weber, J./Lau, F.: Conditions potentially sensitive to a personal health record. PHR intervention, a systematic review. In: BMC Med Inform Decis Mak 15/2015: 32.

Rahurkar, S./Vest, J. R./Menachemi, N.: Despite The Spread Of Health Information Exchange, There Is Little Evidence Of Its Impact On Cost, Use, And Quality Of Care. In: Health Aff (Millwood) 3/2015, S. 477–483.

Literatur

Reimer, S./Artmann, J./Stroetmann, K. A.: Rechtliche Aspekte der Nutzung von elektronischen Gesundheitsdaten – Europäischer Rahmen und nationale Erfahrungen. Datenschutz und Datensicherheit. In: DuD 3/2013, S. 154–159.

Reuters: Allscripts buys Israel's medical software maker dbMotion-report. 2013. Online: http://www.reuters.com/article/dbmotion-allscripts-idUSL6N0BX62O20130305 [abgerufen am: 3.8.2016].

Rinner, C./Grossmann, W./Sauter, S. K./Wolzt, M./Gall, W.: Effects of Shared Electronic Health Record Systems on Drug-Drug Interaction and Duplication Warning Detection. In: Eur Surg 3/2015, S. 155–163.

Robert Woods Johnson Foundation: Personal Health Records – Business Models, Open Platforms and the Challenges Ahead. 2009. Online: http://www.rwjf.org/en/library/research/2010/01/feature-the-power-and-potential-of-personal-health-records/chapter-7-personal-health-records-business-models-open-platforms.html [abgerufen am: 17.8.2016].

Rode, O./Caumanns, J./Eckstein, L./Friedrich, H./Kunz T./Viebeg U.: Anwendung der elektronischen Patientenakte: Schwerpunkt Versorgung. 2012. Online: https://www.epa291a.de/pdf/fue_epa_anwendungen_finalbb6e.pdf [abgerufen am: 1.8.2016].

Rosen, B.: Primary care in Israel: Accomplishments and challenges. Myers-JDC-Brookdale Institute. 2011.

Rosen, B./Merkur, S.: Israel: Health system review. In: Health Systems in Transition 2/2009, S. 1–226.

Rosen, B./Waitzberg, R./Merkur, S.: Israel: health system review. In: Health Systems in Transition 6/2015, S. 1–212.

Rudin, R. S./Motala, A./Goldzweig, C. L./Shekelle, P. G.: Usage and effect of health information exchange: a systematic review. In: Ann Intern Med 11/2014, S. 803–811.

Saiag, E.: The israeli virtual national health record: a robust national health information infrastructure based on a firm foundation of trust. In: Stud Health Technol Inform 116/2005, S. 427–432.

Schneider, U. K.: Einrichtungsübergreifende elektronische Patientenakten – zwischen Datenschutz und Gesundheitsschutz. In: H. Reimer/A. Roßnagel/K. Rihaczek (Hrsg.): DuD-Fachbeiträge. Wiesbaden 2016.

Shachak, A./Hadas-Dayagi, M./Ziv, A./Reis, S.: Primary care physicians' use of an electronic medical record system: a cognitive task analysis. In: J Gen Intern Med 3/2009, S. 341–348.

Sheppard, B.: Kaiser Permanente HealthConnect. 2011. Online: https://zettaforce.files.wordpress.com/2011/01/kaiser-infra.png?w=586&h=461 [abgerufen am: 7.10.2016].

Shi, L./Singh, D.: Essentials of the U.S. health care system. 3. Auflage. Sudbury 2013.

Siemens: Siemens-Software aus Österreich als Basis der landesweiten Elektronischen Gesundheitsakte [ELGA]. 2016. Online: http://www.siemens.com/press/pool/de/events/2016/healthcare/2016-04-conhit/hintergrund-elga-d.pdf [abgerufen am: 15.8.2016].

Silvestre, A.-L./Sue, V. M./Allen, J. Y.: If You Build It, Will They Come? The Kaiser Permanente Model Of Online Health Care. In: Health Aff (Millwood) 2/2009, S. 334–344.

Spil, T./Klein, R.: Personal Health Records Success: Why Google Health Failed and What Does that Mean for Microsoft HealthVault? 47th Hawaii International Conference (S. 2818–2827). Hilton Waikoloa Village: In System Sciences (HICSS). 2014.

Statista: Europäische Union: Durchschnittsalter der Bevölkerung in den Mitgliedsstaaten im Jahr 2015 (Altersmedian in Jahren). 2016. Online: https://de.statista.com/statistik/daten/studie/248994/umfrage/durchschnittsalter-der-bevoelkerung-in-den-eu-laendern/ [abgerufen am: 6.10.2016].

Statistisches Bundesamt (2016a): Bevölkerungsstand. Online: https://www.destatis.de/DE/ZahlenFakten/GesellschaftStaat/Bevoelkerung/Bevoelkerungsstand/Tabellen_/lrbev03.html?cms_gtp=151954_list%253D2&https=1 [abgerufen am: 6.10.2016].

Statistisches Bundesamt (2016b): Gesundheit. Online: https://www.destatis.de/DE/ZahlenFakten/GesellschaftStaat/Gesundheit/Gesundheit.html [abgerufen am: 6.10.2016].

Steinbrook, R.: Personally controlled online health data – the next big thing in medical care? In: N Engl J Med 16/2008, S. 1653–1656.

Suarez, W. G.: An Overview of Health IT @ Kaiser Permanente. Gaithersburg: NIST Health IT Symposium Series. 2013.

Suelmann, C.: Elektronische Patientenakten – Deutschland und Österreich im Vergleich. Deutsches Ärzteblatt 39/2013, S. 8–12.

Sundhed.dk: Tilmeldinger. Online: https://www.sundhed.dk/borger/sundhedsjournal-og-registreringer/tilmeldinger [abgerufen am: 25.8.2016].

Sundheds- og Ældreministeriet: The Ministry. 2016. Online: http://www.sum.dk/English/The-Ministry.aspx [abgerufen am: 23.8.2016].

Sunyaev, A./Kaletsch, A./Krcmar, H.: Comparative evaluation of Google Health API vs. Microsoft HealthVault API Proceedings of the Third International Conference on Health Informatics (S. 195–201). Valencia, Spain: HealthInf 2010. 2010.

Talbot, D.: How a Broken Medical System Killed Google Health- Google would have had to fix a balkanized U.S. health-care system to make the service catch on. 2011. Online: https://www.technologyreview.com/s/424535/how-a-broken-medical-system-killed-google-health [abgerufen am: 10.8.2016].

The World Bank (2016a): Health expenditure, public (% of total health expenditure). Online unter: http://data.worldbank.org/indicator/SH.XPD.PUBL?locations=US[abgerufen am: 7.10.2016].

The World Bank (2016b): Out-of-pocket health expenditure (% of total expenditure on health). Online unter: http://data.worldbank.org/indicator/SH.XPD.OOPC.TO.ZS?locations=US [abgerufen am: 7.10.2016].

The World Bank (2016c): United States. Online: http://data.worldbank.org/country/united-states [abgerufen am: 7.10.2016].

Thompson, G./O'Horo, J. C./Pickering, B. W./Herasevich, V.: Impact of the Electronic Medical Record on Mortality, Length of Stay, and Cost in the Hospital and ICU: A Systematic Review and Metaanalysis. In: Crit Care Med 6/2015, S. 1276–1282.

U.S. Government Printing Office: HEALTH INSURANCE PORTABILITY AND ACCOUNTABILITY ACT OF 1996. 1996. Online: https://www.gpo.gov/fdsys/pkg/PLAW-104publ191/html/PLAW-104publ191.html [abgerufen am: 22.8.2016].

Wiesenthal, A. M.: Press Release – Electronic Health Records: Technological Innovation on the National Front and at Kaiser Permanente. 2005. Online: https://share.kaiserpermanente.org/article/electronic-health-records-technological-innovation-on-the-national-front-and-at-kaiser-permanente/ [abgerufen am: 7.10.2016].

Literatur

World Health Organization: Denmark. 2016. Online: http://www.who.int/countries/dnk/en/ [abgerufen am: 23.8.2016].

Zentrum für sichere Informationstechnologie – Austria: (2016). DAS KANN DIE BÜRGERKARTE. Online unter: https://www.buergerkarte.at/anwendungen-karte.html [abgerufen am: 16.8.2016].

Zentrum für Telematik im Gesundheitswesen: Elektronische Akten im Gesundheitswesen – Ergebnisse des bundesweiten Arbeitskreises EPA/EFA. ZTG. 2012.

Anhang

Anhang 1: Liste der Gesprächspartner der Expertengespräche

Alexander Beyer (Geschäftsführer gematik)

Prof. Dr. Britta Böckmann (FH Dortmund; Lehrgebiet Medizinische Informatik)

Dr. Ran Balicer (Director Clalit Research Institute at Clalit Health Services, Israel)

Norbert Butz (Leiter Dezernat Telemedizin und Telematik der Bundesärztekammer)

Dr. Thomas Czypionka (Managing Director; Head of IHS HealthEcon Institut für höhere Studien Wien)

Nir Yanovsky Dagan (Digital Health Implementation Manager, Israelisches Gesundheitsministerium)

Dr. Thies Eggers (Produktmanager gematik)

Prof. Dr. Arno Elmer (Initiator von Innovation Health Partners)

Terhilda Garrido (Vice president, Health Information Technology Transformation & Analytics Kaiser Permanente, USA)

Prof. Dr. Peter Haas (FH Dortmund; Lehrgebiet Medizinische Informatik)

Hans Erik Henriksen (Chief Executive Officer Healthcare Denmark)

Pia Jespersen (National eHealh Board Dänemark)

Dr. Jorgen Scholer Kristensen (Ärztlicher Leiter Krankenhaus Horsens)

Dr. Franz Leisch (Ehem. Fachreferent für eHealth, EU und Internationales im Büro des Bundesministers Alois Stöger, Österreich).

Eyal Lewin (Chief Executive Officer Insuline Medical)

Dr. Eric Liederman (Director Medical Informatics Kaiser Permanente, USA)

Cornelia Lindner (ELGA GmbH, Kommunikation)

Dr. Carina Milisits (Leiterin Sektion I - Gesundheitssystem, zentrale Koordination; Ministerium für Gesundheit und Frauen Österreich)

Dr. Eva Mückstein (Gesundheitspolitische Sprecherin der Grünen, Österreich)

Prof. Dr. Herwig Ostermann (Geschäftsführer Gesundheit Österreich GmbH)

Norbert Paland (Ministerialdirigent; Ständiger Vertreter der Abteilung „Grundsatzfragen der Gesundheitspolitik, Telematik" im Bundesministerium für Gesundheit)

Jens Peder Rasmussen (Director of Export Systematic Computer Software)

Peter Reuschel (eHealth-Unternehmer; u. a. Gründer InterComponentWare AG)

Dr. Stefan Sabutsch (Leiter Standards & Usability ELGA GmbH)

Talor Sax (Chief Executive Officer eHealth Ventures, Israel)

Volker Schörghofer (Generaldirektor – Stellvertreter Geschäftsbereich IT Sozialversicherung, Hauptverband der österreichischen Sozialversicherungsträger)

Tanja Staniok (Senior Consultant Healthcare Denmark)

Prof. Dr. Lauri Wessel (FU Berlin; Juniorprofessur für Wirtschaftsinformatik, Information und Organisation)

Dr. Helga Willinger (ELGA GmbH Ombudsstelle)

Anhang 2: Strukturdaten der Länder der Case Studies

Tab. 11: Tabellarischer Überblick

Strukturdaten	Deutschland	Dänemark	Israel	USA	Österreich
Staatsform	Parlamentarische Bundesrepublik [1]	Parlamentarische Monarchie [6]	Parlamentarisch demokratische Republik [13]	Föderale und präsidentielle Republik [18]	Parlamentarisch demokratische Republik [22]
Einwohnerzahl (in Mio.)	81,8 [1]	5,6 (Kernland) [6] 0,05 (Färöer) 0,06 (Grönland)	8,5 [14]	321,0 [19]	8,6 [22]
Bevölkerungsentwicklung (in %)	+ 1,2 [2]	+ 0,4 [7]	+ 1,9 [15]	+ 0,7 [20]	+ 0,5 [23]
Durchschnittsalter (in Jahre)	45,9 [3]	41,8 [8]	29,6 [8]	37,8 [8]	43,6 [8]
Fläche (in km²)	357.050 [1]	43.094 (Kernland) [6] 1.399 (Färöer) 2.166.086 (Grönland)	20.766 [14]	9.831.510 [18]	83.879 [22]
BIP	3,03 Bio. EUR [1]	266,3 Mrd. EUR [6]	305 Mrd. USD [14]	17,9 Bio. USD [18]	329 Mrd. EUR [22]
Anteil Gesundheitsausgaben am BIP (in %)	11,2 [4]	10,8 [9]	7,6 [16]	17,1 [20]	10,3 [16]
Anzahl Krankenhäuser	1.956 [4]	302 [10]	84 [15]	5.627 [21]	279 [24]

Anhang 2: Strukturdaten der Länder der Case Studies

Strukturdaten	Deutschland	Dänemark	Israel	USA	Österreich
Anzahl der Krankenversicherungen	118 [5]	0 (Beveridge-Modell) [11]	4 [17]	Vielzahl unterschiedlicher Systeme	19 [25]
Krankenhausverweildauer (in Tage)	7,3 [4]	5,5 [12]	6,3 [15]	5,4 [20]	7,6 [24]

Eigene Darstellung adaptiert nach folgenden Quellen: **Deutschland**: [1] Auswärtiges Amt (2016b), [2] Statistisches Bundesamt (2016a), [3] Statista (2016), [4] Statistisches Bundesamt (2016b), [5] GKV Spitzenverband (2016); **Dänemark**: [6] Auswärtiges Amt (2016a), [7] OECD (2016b), [8] Central Intelligence Agency (2016), [9] World Health Organization (2016), [10] Kroigaard (2013), [11] Olejaz et al. (2012), [12] Eurostat (2016a); **Israel**: [13] Auswärtiges Amt (2016c), [14] Central Bureau of Statistics (2016), [15] OECD (2013a), [16] OECD (2016c), [17] Rosen et al. (2015); USA: [18] Auswärtiges Amt (2016e), [19] The World Bank (2016), [20] OECD (2016e), [21] American Hospital Association (2016); **Österreich**: [22] Auswärtiges Amt (2016d), [23] OECD (2016a), [24] OECD (2016d), [25] Hofmarcher und Quentin (2013).

Die Autoren

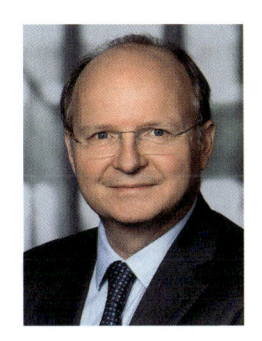

Univ.-Prof. Dr. Volker Amelung

Volker Amelung studierte an der Hochschule St. Gallen und an der Universität Paris-Dauphine Betriebswirtschaftslehre. Nach der Promotion arbeitete er an der Hochschule für Wirtschaft und Politik in Hamburg und war über mehrere Jahre Gastwissenschaftler an der Columbia University in New York. Er wurde 2001 zum Universitäts-Professor an der Medizinischen Hochschule Hannover für Gesundheitsmanagement und Gesundheitssystemforschung berufen. Seit 2007 ist er als Vorstandsvorsitzender des Bundesverbandes Managed Care tätig. Im Jahr 2011 gründete er das inav – privates Institut für angewandte Versorgungsforschung GmbH in Berlin. Prof. Dr. Amelung ist zudem Mitherausgeber der Fachzeitschrift „Gesundheits- und Sozialpolitik" sowie dem „International Journal of Integrated Care", Gründungsmitglied der Deutschen Gesellschaft für Gesundheitsökonomie, Mitglied im Landesausschuss Krankenhäuser – Ärzte Niedersachsen (Vertreter der Ärzteschaft) sowie im Beirat verschiedener nationaler und internationaler Institutionen.

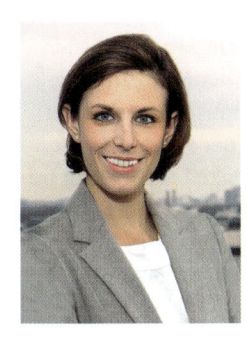

Daniela P. Chase, M.Sc.

Frau Chase arbeitet seit 2011 als Consultant im Institut für angewandte Versorgungsforschung. Sie studierte Ökotrophologie an der Justus-Liebig-Universität in Gießen und an der Universidad Complutense de Madrid. Ihren Master absolvierte sie an der Maastricht University (NL) in Public Health und spezialisierte sich dort auf Gesundheitspolitik, Innovationen und Management. Im Rahmen ihrer Masterarbeit arbeitete sie mit Ed Wagner und Bert Vrijhoef am Group Health Research Institute in Seattle, Washington zusammen (Thema: Elektronische Vernetzung zur Reduktion von Wartezeiten bei Fachärzten). Ferner studierte Sie in einem weiteren Master Epidemiologie an der Charité – Universitätsmedizin Berlin. Frau Chase leitete bereits mehrere Versorgungsprojekte in den Indikationen Schmerz und kardiovaskuläre Erkrankungen und ist zuständig für die Anpassung gesundheitsökonomischer Modelle auf den deutschen Raum. Vor allem in der Aushandlungs- und Implementierungsphase ist Frau Chase als Beraterin in den Arbeitskreisen im Einsatz. Sie unterstützt die Erstellung von Studiendesigns durch ihre methodische Ausrichtung (Schwerpunkt Epidemiologie).

Dominika Urbanski, M.Sc

Frau Urbanski arbeitet seit 2014 als Projektmanagerin für Versorgungsforschung im Institut für angewandte Versorgungsforschung. Sie studierte Politikwissenschaft und Soziologie an der Christian-Albrechts-Universität zu Kiel und an der University of Gothenburg in Schweden. Sie absolvierte einen Master of Science in Sozialökonomie (Schwerpunkt Gesundheit) an der Friedrich-Alexander-Universität in Erlangen/Nürnberg sowie einen Master of Science in Global Health an der Maastricht University (Niederlande) und Manipal University (Indien). Ihre Masterarbeiten waren sowohl qualitativ (Sexuelle Belästigung von Frauen in Indien) als auch quantitativ (Einfluss sozialer Unterstützung auf Biomarker) ausgerichtet, wodurch Frau Urbanski über fundierte und breite methodische Kompetenzen verfügt.

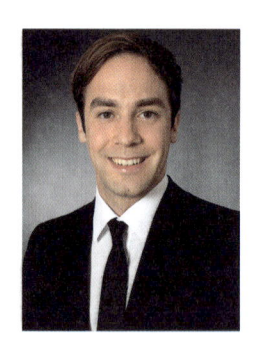

Sebastian Binder, M.Sc.

Sebastian Binder arbeitet seit 2016 als Projektmanager Versorgungsforschung im Institut für angewandte Versorgungsforschung. Zuvor studierte er Gesundheitsökonomie (M.Sc.) an der Universität Bayreuth. In seiner quantitativen Masterarbeit untersuchte er in Kooperation mit der Medizinischen Hochschule Hannover gesundheitsökonomische Folgen der Diagnoseverzögerung im Krankheitsbild der Endometriose. Studienbegleitend war er durch seine Tätigkeit am Institut für Medizinmanagement und Gesundheitswissenschaften (IMG) von Prof. Eckhard Nagel an der Durchführung verschiedener gesundheitsökonomischer und gesundheitswissenschaftlicher Studien beteiligt. Über einen Studienaufenthalt an der Hogeschool van Amsterdam (NL) erhielt er zudem umfassende Einblicke in das niederländische Gesundheitssystem.

Die Autoren

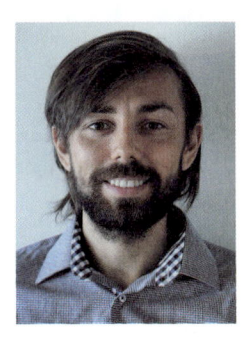

Dr. Nick Bertram, MPH

Herr Dr. Bertram ist seit 2016 Projektmitarbeiter am Institut für angewandte Versorgungsforschung. Nach dem Studium der Zahnmedizin an der Georg-August-Universität Göttingen sowie der Promotion an der dortigen Klinik für Hämatologie und Onkologie erlangte er den Master of Public Health an Berlin School of Public Health der Charité – Universitätsmedizin Berlin. Schwerpunkte des Studiums waren Gesundheitssysteme und Gesundheitssystemforschung. Neben dem Studium war Dr. Bertram wesentlich durch seine Projektmanagementtätigkeit bei Gesundheit Berlin-Brandenburg e. V. an Organisation und Durchführung des 21. Kongresses Armut und Gesundheit 2016 beteiligt.